NOUVEAU GUIDE-MEMENTO

DE

Bagnoles-de-l'Orne

OU DE

BAGNOLES-TESSÉ-LA-MADELEINE

PAR

Le Dr F. PEYRÉ

ANCIEN INTERNE DES HOPITAUX DU HAVRE
ET DE LA MAISON DÉPARTEMENTALE DE LA SEINE

ANCIEN MÉDECIN INSPECTEUR DES ÉCOLES DE LA VILLE DE PARIS

ANCIEN ADMINISTRATEUR DE LA SOCIÉTÉ FRANÇAISE DE SAUVETAGE

ANCIEN PRÉSIDENT DE L'UNION FRANÇAISE DE LA JEUNESSE

MEMBRE DE LA SOCIÉTÉ D'HYDROLOGIE MÉDICALE DE PARIS

MÉDECIN CONSULTANT A L'ÉTABLISSEMENT THERMAL DE BAGNOLES

et Villa « Le Campanile », à Tessé-la-Madeleine

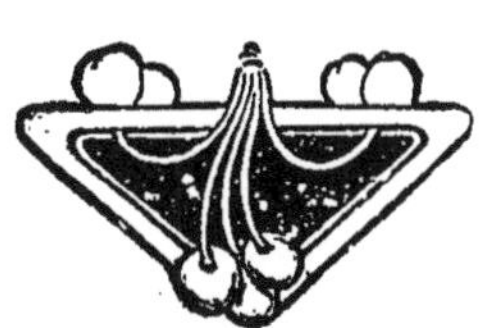

A VENDRE ou A LOUER

VILLA LE VALLON

A proximité du Bureau de Poste

GRANDE ET ÉLÉGANTE VILLA MEUBLEE

16 pièces, dont 10 chambres

Eau pure, puisée dans le roc et montant aux étages

ELECTRICITÉ

Vue magnifique sur le parc de Bagnoles et toute la vallée

BEAU JARDIN, GARAGE, ÉCURIE

Convient pour habitation bourgeoise ou pension
de famille, pour maison de repos et de régime,
cure d'air et de soleil, etc.

On ferait des agrandissements sur demande
du locataire

S'adresser au propriétaire, **D**r **PEYRÉ**, Villa « Le Campanile »,
à Bagnoles-Tessé-la-Madeleine.

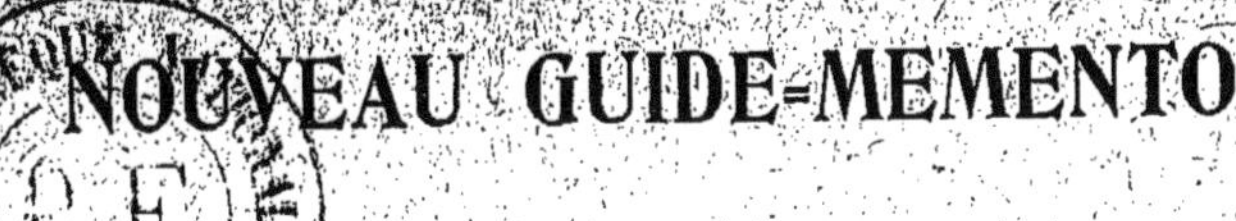

NOUVEAU GUIDE=MEMENTO

DE

Bagnoles=de=l'Orne

OU DE

BAGNOLES-TESSÉ-LA-MADELEINE

PAR

Le Dʳ F. PEYRÉ

ANCIEN INTERNE DES HOPITAUX DU HAVRE
ET DE LA MAISON DÉPARTEMENTALE DE LA SEINE
ANCIEN MÉDECIN INSPECTEUR DES ÉCOLES DE LA VILLE DE PARIS
ANCIEN ADMINISTRATEUR DE LA SOCIÉTÉ FRANÇAISE DE SAUVETAGE
ANCIEN PRÉSIDENT DE L'UNION FRANÇAISE DE LA JEUNESSE
MEMBRE DE LA SOCIÉTÉ D'HYDROLOGIE MÉDICALE DE PARIS
MÉDECIN CONSULTANT A L'ÉTABLISSEMENT THERMAL DE BAGNOLES

et Villa « Le Campanile », à Tessé-la-Madeleine

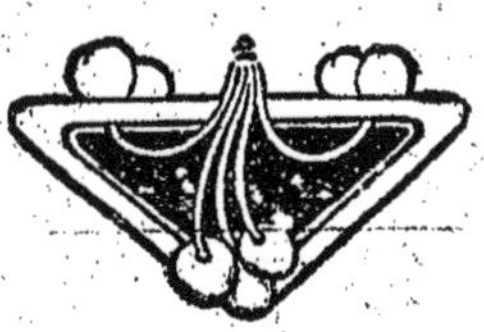

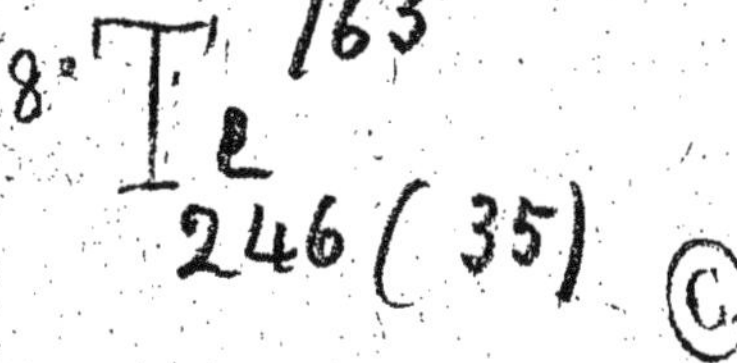

PRÉFACE DE LA DEUXIÈME ÉDITION

La faveur avec laquelle le public a accueilli notre premier Guide-Memento, nous engage à faire plus et mieux.

Nous le remercions de lui avoir trouvé le mérite de la clarté : ce qui a fait enlever l'édition en très peu de temps.

Nous remercions aussi nos dépositaires, qui ont été d'aimables intermédiaires entre ce public et nous : en particulier la Maison Hachette, qui a mis en vente notre guide dans plusieurs gares et notamment aux deux points terminus Paris-Invalides et Bagnoles-Tessé-la-Madeleine.

Nous avons fait une innovation qui sera, nous l'espérons, appréciée des malades voulant hâter régulièrement leur cure par une marche graduelle et un entraînement progressif, ce qu'on appelle ailleurs une cure de terrain (cure d'Œrstel). C'est la numération approximative des petites distances, dans l'intérieur même de la station, la seule importante pour ceux qui recommencent à marcher ou marchent à peine et ont besoin chaque jour de noter leur progrès (voir page 16).

Dr PEYRÉ.

Juin 1912.

TROISIÈME ÉDITION

Après quatre années de guerre, malgré les difficultés et la cherté actuelle des impressions, nous avons cru devoir rendre service à nombre de baigneurs et de villégiaturistes en faisant éditer pour eux, et à un prix modique, une troisième édition de notre guide.

Nous remercions sincèrement M. le Directeur de l'Imprimerie de Montligeon de la diligence avec laquelle il a bien voulu nous aider à la faire paraître dès le début même de la saison de 1918.

Dr PEYRÉ.

Juin 1918.

AVANT-PROPOS

La spécificité des eaux de Bagnoles-de-l'Orne dans les affections du système circulatoire (surtout veineux) est si connue, que le seul nom de cette station thermale évoque immédiatement l'idée du traitement des maladies des veines.

« Elles sont uniques en Europe » (Professeur Huchard).

« Il n'existe pas d'eaux plus efficaces » (Professeur Rénon).

Aussi, le nombre des baigneurs augmente-t-il justement chaque année.

Ceux qui connaissent la station vantent volontiers les charmes de cette « *Suisse normande* », ses sites, ses forêts, ses commodités d'existence et, par dessus tout, ses cures merveilleuses.

Mais ceux qui ne la connaissent pas encore, veulent, avant d'y venir, quelques renseignements sur l'eau thermale et les maladies auxquelles on l'applique, sur la situation, l'aspect général du pays, son histoire ou sa légende ; enfin sur les prix de séjour, les distractions et les excursions possibles.

A ces questions maintes fois posées, nous répondons sommairement.

PLAN DE L'OUVRAGE

Il se divise en trois parties principales :

1º La *partie scientifique*, avec l'analyse de la Grande Source, le mécanisme de son action, les indications générales et particulières de la station, sa topographie et sa climatologie.

2º Les *promenades* et *excursions*.

3º Les *renseignements pratiques*.

Pour les détails, voir la table des matières à la fin du livre.

STATION HYDROTHERMALE DE BAGNOLES

C'est la seule station thermale du nord-ouest de la France.

La principale source, celle qui a donné à Bagnoles sa réputation mondiale, est la *Grande Source* thermale, silicatée, sulfatée, chlorurée, sodique, phosphatée, radio-active avec traces d'arsenic, et qui est employée en boisson, douches, fomentations, pulvérisations et surtout en bains.

Elle sort du granit à travers des couches de grès. Elle est limpide, transparente, légèrement azurée, de saveur presque nulle, mais onctueuse au toucher et renferme, avec de l'azote que l'on voit s'échapper par bulles, quelques gaz rares (argon, hélium), très appréciés en thérapeutique.

Le dépôt jaunâtre qu'elle laisse dans les tuyaux renferme du soufre et des silicates.

On utilise ses propriétés diurétiques, cicatrisantes, hypokératinisantes, mais on recherche surtout ses qualités toniques et *vasomotrices* pour le traitement des affections circulatoires.

Grande Source.

Débit : environ 500 mètres cubes par jour.

Température constante : 25°. Point cryoscopique : 0,009. Radioactivité : 0,36.

ANALYSE

On a dosé par litre d'eau	Grammes
Acide carbonique libre	0.0063
Silice	0.0135
Bicarbonate de fer	0.0022
Bicarbonate de chaux	0.0092
Phosphate de chaux	0.0009
Sulfate de chaux	0.0034
— de magnésie	0.0036
— de potasse	0.0050
— de soude	0.0128
Arséniate de soude	faibles tr.
Chlorure de sodium	0.0164
— de lithium	traces
Matières organiques	0.0021
Total	0.0754
Extrait sec à 180°	0.0625

L'inspecteur général des mines,

15 Février 1896. Signé : A. CARNOT.

On emploie aussi, mais seulement en boissons, la *Source des Fées*, ferromanganésienne, crénatée, froide (13°), qui rend des services dans les cas d'anémie, de chlorose, d'appauvrissement du sang, et les *Crystal-Sources*, dont l'eau limpide et légère est facilement tolérée par les estomacs délicats.

MODE D'ACTION DES EAUX THERMALES

L'analyse précédente nous montre là faible minéralisation des eaux de Bagnoles.

Comme celles de Néris, Royal, Plombières, etc., elles appartiennent au groupe des *indéterminées*.

Mais une analyse est toujours incomplète, — les corps à l'état de traces passant facilement inaperçus, — et la composition chimique des eaux minérales n'explique pas toujours leur action thérapeutique. D'où l'insuffisance des préparations artificielles qu'on essayerait vainement de substituer aux eaux minérales naturelles prises aux lieux de leur émergence.

C'est que, par le laboratoire, on n'obtient que des « cadavres d'eaux », tandis qu'on trouve, aux sources thermales, des eaux bien vivantes, tirant leur personnalité propre, non seulement de leur *minéralisation*, mais encore de leur *thermalité*, de leur *état électrique* et *radioactif*, de leurs *gaz* et aussi de leur *flore* particulière.

La remarquable théorie des *ions*, *l'osmose*, n'expliqueraient-elles pas aussi une partie des effets des eaux thermales? Et ne peut-on invoquer la *radioactivité* comme un élément important de la cure, quand on connaît les admirables guérisons obtenues par elle dans certains cas?

Ajoutons que, d'après quelques auteurs, *l'origine volcanique* des eaux thermales serait la cause de leur puissance thérapeutique. Ainsi, pour M. le professeur Armand Gautier, membre de l'Académie de médecine, elles se formeraient synthétiquement au sein même de la masse granitique qui avoisine le feu central, contrairement à toutes les autres, que leur origine fait appeler « eaux de surface ».

On sait, en effet, que du fluide central s'échappe incessamment de l'hydrogène, qui traverse toute l'écorce terrestre pour se dégager à la surface du sol. Cet hydrogène naissant ressortirait ensuite dans les terrains volcaniques, sous forme d'eaux thermales, après s'être combiné à l'oxygène et imprégné de tous les principes minéraux, gazeux, radio-actifs, etc., rencontrés dans cette longue traversée du centre à la surface de la terre. « Ainsi, la thérapeutique utilise peut-être les corps énigmatiques et les énergies cachées qui viennent du feu central. » (Paul Carnot.)

Quoi qu'il en soit, les eaux thermales ne réagissent pas physiquement comme les eaux artificiellement préparées. L'aiguille aimantée a des oscillations spéciales au point d'émergence d'une source. D'autre part, « la pression osmotique des eaux minérales est supérieure à celle d'une simple solution des mêmes sels dans les mêmes proportions ». (Professeur A. Robin.)

En résumé, quelles que soient les causes de leur action, les sources thermales sont de puissants FACTEURS D'ÉNERGIE.

Cette énergie, suivant chacune d'elles, peut se porter sur l'économie tout entière ou avoir une action élective sur un organe, un appareil particuliers. Cette dernière qualité constitue la *spécialisation fonctionnelle* des sources et indique pour chaque malade la station de choix.

Est-il besoin d'ajouter que la richesse de la France en eaux minérales est absolument incomparable, et que, sans sortir de notre territoire, on peut trouver toutes les gammes du traitement minéro-thermal.

Ce qu'on ressent pendant et après un bain de la Grande Source.

PÉRIODE D'ACTION : Tout d'abord, la peau paraît onctueuse et comme vaselinée, sans doute en raison des matières organiques et de la « glairine ». Mais presque aussitôt elle commence à devenir granuleuse et à se couvrir de fines bulles gazeuses ; enfin, elle devient tout à fait rugueuse.

En même temps, le bain donne une sensation générale de compression ; les chairs sont raffermies, les veines superficielles sont moins visibles et comme exprimées, et le corps tout entier, paraissant exsangue, est d'une blancheur spéciale.

PÉRIODE DE RÉACTION : Pendant le repos qui suit le bain, la réaction se manifeste par des phénomènes inverses. A la rugosité de la peau, succèdent une douceur et un assouplissement remarquables (très appréciés des dames...). La dilatation des veines et des capillaires remplace leur contraction et on voit généralement la pâleur des téguments faire place à des rougeurs, qui sont l'indice d'une circulation plus intense.

Action physiologique.

Tous ces phénomènes réflexes sont dus aux nerfs vaso-moteurs. Leur action *vaso-constrictive* et *vaso-dilatatrice* est la réponse des *centres nerveux* aux *impressions cutanées* ressenties dans le bain. La gymnastique des vaisseaux qui en résulte favorise au plus haut point le rétablissement de la « circulation collatérale » dans les cas d'oblitération veineuse. Elle active la disparition des œdèmes et hâte la guérison des maladies liées à une circulation défectueuse.

De plus, cette action salutaire ne s'exerce pas seulement sur les membres malades ; elle s'étend manifestement à tout l'organisme, dont elle relève les fonctions physiologiques (1).

Effets thérapeutiques.

On comprend que cette action générale sur toute l'économie puisse améliorer des maladies fort différentes, comme les engorgements des viscères

---

(1) L'eau prise en boisson a des effets identiques sur les muqueuses qu'elle traverse (gastro-intestinale, rénale, vésicale, etc.).

Judicieusement administrée, elle peut renforcer considérablement l'action diurétique du bain et favoriser, comme celui-ci, l'expulsion de l'acide urique et des toxines de l'organisme.

(cœur, foie, rate, utérus, etc.), les maladies se rattachant à l'arthritisme, des affections de la peau, certaines dyspepsies, des maladies nerveuses, des états généraux, comme les convalescences, la chloro-anémie, etc.

Aussi est-il curieux de constater, qu'au début, on vint à Bagnoles surtout pour les affections de la peau : lèpres, dartres, ulcères, eczémas, si fréquents au moyen âge (on se baignait dans la source même) ; que, dès le seizième siècle, on utilisa les bains de piscine à la guérison des douleurs et des rhumatismes, et, qu'au commencement du siècle dernier, on traita, en plus et avec succès (par la boisson et les bains de baignoire et de piscine), la gravelle, la goutte, les dyspepsies, les plaies anciennes ou récentes. N'a-t-on pas signalé encore des succès dans le traitement des maladies des pays chauds (paludisme, dysenterie, etc.) et ne sait-on pas que beaucoup de dames font la cure de Bagnoles pour l'assouplissement de la peau?

Mais en ces derniers temps, ce qui a porté au loin la réputation de la station normande, ce qui la rend *unique en Europe* (Professeur Huchard), c'est sa *spécialisation* dans le traitement des *maladies des veines* (varices, varicosités, varicocèle, hémorroïdes, périphlébites) et particulièrement des *suites de phlébites*. Sur ce dernier point, aucune autre eau ne saurait lui être comparée.

En effet, dans les suites de phlébites surtout récentes et nettement inflammatoires (fièvre puerpérale, typhoïde, etc.), on est étonné de voir la rapidité avec laquelle les œdèmes et les douleurs disparaissent, pour faire place à la sensation d'allègement et de bien-être qui caractérise si bien l'effet des eaux de Bagnoles. Il en résulte souvent que des malades, très sceptiques au début, deviennent bientôt les propagandistes les plus convaincus du traitement thermal.

MALADIES TRAITÉES A BAGNOLES

On peut diviser ces maladies en deux groupes, suivant qu'elles se rattachent plus ou moins à la *spécialisation fonctionnelle* de la station, qui est la *lésion veineuse ou capillaire* :

1ᵉʳ GROUPE

Affections directes du système veineux pour lesquelles Bagnoles est reconnue comme étant la station de choix, sans rivale :

1° *Suites de phlébites aiguës* (atrophies musculaires, ankyloses, œdèmes, raideurs articulaires, névralgies) ;

2° *Phlébites chroniques* (rhumatismales, goutteuses, septiques, traumatiques) ;

3° *Périphlébites* ;

4° *Phlébalgies* (éréthisme, névralgies des veines) ;
5° *Varices* (internes, externes) ;
6° *Varicocèles ;*
7° *Hémorroïdes ;*
8° *Varicosités* (face, pharynx, membres) ;
9° *Ulcères variqueux ;*
10° *Sciatiques variqueuses.*

2ᵉ GROUPE

Affections diverses, traitées avec succès dans plusieurs stations, mais qui sont spécialement soignées et souvent guéries à Bagnoles, lorsqu'elles sont accompagnées d'un état veineux pathologique :

1° *Maladies des femmes* (vaginites, métrites chroniques (1), stérilité, accidents multiples de la formation, de la menstruation et de la ménopause);

2° *Rhumatismes* (simples, chroniques, noueux, d'Heberden) ;

3° *Dyspepsies* de forme atonique; *entérites* (certaines formes) ;

4° *Affections vésicales, prostatites;*

5° Quelques *affections du système nerveux* (chorée, hystérie, neurasthénie, paralysies périphériques) ;

6° *Dermatoses*, surtout avec épaississement de l'épiderme (acné, ichtyose, lichen, eczéma subaigu) ;

7° *Artériosclérose ;*

8° *Cardiopathies par stase veineuse* ou affaiblissement des contractions cardiaques ;

9° *Maladies par ralentissement de la nutrition* (goutte, gravelle, diabète, quelques cas d'obésité, etc.).

Ajoutons aussi que la station offre un séjour de choix pour les convalescents, les anémiques, les surmenés, etc.

CONTRE-INDICATIONS

1° *Les états aigus.*

2° *Les états cachectiques* (tuberculose, cancer, période ultime de l'*artériosclérose*).

---

(1) Surtout avec congestion passive de l'utérus et des annexes, hypertrophie douloureuse, atonie des fibres musculaires lisses, mollesse et relâchement des ligaments, varices pelviennes, etc.

QUELQUES REMARQUES
SUR LES INDICATIONS GÉNÉRALES
DE LA STATION

En résumé, la station de Bagnoles-de-l'Orne ou de Bagnoles-Tessé-la-Madeleine, *régularisatrice de la circulation* par son eau thermale et ses techniques (bains, douches sous-marines, massages sous l'eau), *sédative* par son ambiance générale et par son climat de faible altitude avec des nuances d'orientation et de site; *tonique* par l'air ozonisé et les essences qui se dégagent de sa ceinture de forêts, peut être considérée comme une station de premier ordre pour une foule d'*états* non seulement *veineux*, mais *diathésiques* de tous ordres.

On y vient pour soigner ses varices, et, l'hiver suivant, on est tout surpris de ne plus voir apparaître ses rhumatismes, sa goutte, sa gravelle, ses dyspepsies, son entérite, etc.

C'est que les parties constituantes de l'économie sont si étroitement liées « qu'on ne peut améliorer l'une d'entre elles sans faire du bien à toutes les autres ».

La raison en est aussi qu'à l'action tonique spécifique sur les fibres lisses du système veineux s'ajoute, sur les émonctoires naturels (reins, foie, poumons, glandes sudoripares, etc.), une *action dépurative* qui débarrasse l'organisme des « humeurs peccantes », principes âcres, phlegmes, biles, etc., que Mme de Sévigné dénommait ses « superfluités » et que nous appelons aujourd'hui *Intoxications*.

Ce rôle dépurateur qui, à Bagnoles, s'ajoute à l'action spécifique veineuse, explique ces améliorations secondaires que l'on constate dans les cas précités, et que nous avons déjà signalées dans la *Gazette des eaux*.

L'imbibition des tissus par cette lymphe vivante qu'est l'eau thermale place nos cellules dans un milieu transformé, si bien qu'un malade atteint de plusieurs diathèses peut voir disparaître les troubles fonctionnels les plus disparates et rentrer chez lui dans les conditions physiologiques normales.

Fait digne de remarque, ces doubles résultats d'ordre général et local sont souvent plus marqués chez les impotents, que l'amélioration due aux premiers bains prépare admirablement à la cure également désintoxicante d'exercice et de terrain.

Dans notre technique, nous cherchons toujours à les provoquer ou à les augmenter, non seulement par la médication ou la diététique, la cure de repos, la cure d'air, de terrain, de soleil, etc., etc., mais aussi par la *Rééducation*, le *massage viscéral* ou l'ingestion matinale d'eau de la *Grande Source*, à laquelle on peut ajouter, pour une lixiviation plus abondante, une bonne eau de table bien pure comme celle de la *Source-Crystal*, que l'on trouve aussi à Bagnoles.

Malheureusement, on a trop la fâcheuse habitude de ne soumettre à l'action thermale que des cas approchant plus ou moins de la période ultime de chronicité, déviations avancées de la nutrition cellulaire, dystrophies, ankyloses, lésions mal compensées du cœur ou des vaisseaux.

Quels ne seraient pas les succès obtenus, si, au lieu des cas chroniques, des diathèses invétérées, l'action spécifique dépurative et modificatrice de nos eaux était appliquée aux premiers symptômes, aux premiers troubles fonctionnels de l'organisme ?

Aussi, est-ce toute une légion d'enfants, fils de variqueux, de phlébitiques et même de cardiaques ou d'artério-scléreux, envoyés au hasard à la mer ou à la campagne, que nous voudrions voir évader de leur fâcheuse hérédité par des immersions salutaires dans notre grande *piscine*.

Bagnoles-de-l'Orne, agent de puériculture, centre d'hygiène préventive comme de médication rédemptrice, verrait ainsi, pour le bien de tous, s'étendre le champ de ses bienfaits thérapeutiques.

TRAITEMENT

Pour obtenir un maximum de résultat, le traitement doit être très surveillé et conduit avec beaucoup de prudence par les médecins de la station sous peine de ne pas recueillir tous les bienfaits thérapeutiques qu'on était en droit d'espérer.

Outre les accidents parfois graves survenus à des personnes se traitant sans direction médicale, il est certain qu'il suffit de fort peu de chose pour contrarier une cure, ou même obtenir des effets tout à fait nuisibles. C'est que l'eau thermale est un « médicament » dont il faut connaître la posologie et que son usage doit varier suivant les multiples effets à obtenir et selon la maladie, l'âge, l'état général et le tempérament des sujets.

Son application en bains, piscine, douches, fomentations ou pulvérisations, avec une température et une durée variables, sa prise en boisson, l'opportunité et la forme de la réaction après le bain, l'utilisation de l'eau dans chaque cas particulier, etc., ne doivent pas sortir du domaine médical.

Il en est de même des adjuvances thérapeutiques, comme la mobilisation des articulations, l'effleurage des téguments, le massage des masses musculaires (1) qui peuvent se faire dans le bain même ; le choix d'un régime

______

(1) C'est le cas de rappeler ici que nous avons déjà préconisé, depuis quelque temps, une nouvelle méthode de massothérapie sous-marine, comprenant : 1° le massage viscéral ; 2° le massage vibratoire substitué à l'effleurage ; 3° la balnéogymnastique.

La caractéristique de nos manœuvres ne consiste pas seulement dans leur trans-

alimentaire (cures de lait et de petit lait), la réglementation de l'exercice (gymnastique respiratoire, cure de terrain), la bonne application d'une bande ou son remplacement par un bas à varices, etc., et quelquefois les cures d'air et de soleil judicieusement appliquées.

Sur tous ces points, le baigneur fera bien de suivre les conseils de son médecin.

Ajoutons qu'après une phlébite aiguë, les meilleurs effets sont obtenus si on commence le traitement dès que tout le danger d'embolie paraît conjuré. Il n'est pas nécessaire que le malade puisse marcher. Il suffit qu'une trentaine de jours environ se soient écoulés depuis la dernière ascension thermique.

Il faudra encore un délai d'un mois ou même d'un mois et demi pour faire, s'il y a lieu, une seconde cure thermale.

LÉGENDE ET HISTOIRE

Légende.

C'est un cheval, dit la Légende, qui découvrit l'efficacité des eaux de Bagnoles, *Bagnolenses invenit fontes*.

Vieux et fourbu, errant tristement après l'abandon de son maître, le hasard avait conduit ses pas vers cette fontaine de Jouvence, et, bientôt, il redevint le beau coursier d'antan.

— Il y a aussi la légende du vieux capucin perclus, qui, après une simple cure, put, suivant son vœu, franchir d'un bond de quatre mètres l'espace situé entre deux rochers dénommés depuis le « Saut-du-Capucin ».

Ces deux rochers se trouvent un peu au-dessus de la source.

Histoire.

L'histoire des eaux de Bagnoles n'est guère connue que depuis Henri IV, qui en réglementa l'usage.

Louis XIV, après les avoir réunies au domaine de la couronne, les aliéna au profit d'un médecin et d'un chirurgien. Enfin, sous la Révolution, elles furent vendues comme biens nationaux, et depuis, elles ont cessé d'appartenir à l'Etat.

fert sous l'eau, dans les modifications apportées à leur technique, dans la suppression de tout corps isolant de l'eau thermale. Elle réside aussi dans leur groupement et dans leur ordre d'application.

Ainsi, au lieu de commencer notre intervention par l'extrémité des membres comme cela se pratique généralement, nous débutons par le massage viscéral qui, s'adressant au cœur et à l'abdomen, prépare d'abord ces organes centraux à une accélération de toute la circulation sanguine, etc., etc.

Malgré cela, un hôpital militaire leur fut annexé de 1820 à 1840 et, en 1870, on utilisa les propriétés cicatrisantes de l'eau au traitement des plaies des blessés.

Depuis 1896, l'Etablissement thermal appartient à une Société dont M. Georges Hartog est le président et qui a complètement renouvelé l'aspect de la station (1).

Dans cet admirable cadre de rochers et de verdure, l'œil se repose agréablement sur ces bâtiments neufs et coquets, et le baigneur sera heureux de trouver de confortables baignoires dans des cabines brillantes et bien éclairées.

L'ÉTABLISSEMENT THERMAL

L'Etablissement thermal est situé au milieu de la gorge.

Deux superbes allées très ombragées y conduisent de deux côtés opposés ; l'allée du Dante et l'avenue de Couterne, qui se rejoignent dans la cour même de l'Etablissement.

Celui-ci se compose, au rez-de-chaussée et au 1er étage, de longues galeries reliées par un grand hall central, avec ascenseur et terrasse.

A droite et à gauche de l'ascenseur se trouvent deux guichets servant, le premier aux inscriptions, le second à l'achat des tickets.

Dans le hall même se trouve la buvette de la Grande Source (2), tandis que les galeries comprennent environ 130 cabines, dont quelques-unes avec deux baignoires.

De ce nombre, sont 35 cabines avec douche sous-marine ou à eau courante, parmi lesquels 19 ont, en plus, la douche ordinaire.

Il existe des salles d'*inhalation*, de *pulvérisation*, de *massage*, et une installation moderne et complète permettant toutes les pratiques de l'*hydrothérapie*, notamment les douches vaginales, périnéales, etc.

Outre les cabinets de repos, on trouve dans les galeries des chaises longues, des fauteuils roulants, des chaises à porteurs, etc.

Dans un pavillon rapproché (Gondonnière), on voit encore 12 cabines de bains, ainsi que la *grande piscine* à eau courante, de 20 mètres de long sur 5 de large et 0 m. 60 à 1 m. 70 de profondeur. Ses grandes dimensions permettent d'apprécier la limpidité, la transparence et la couleur azurée de l'eau de la *Grande Source*. La *piscine* en contient 1.250 hectolitres à 20°, qui se renouvellent quatre fois par jour. En plus de son utilité pour certains traitements, elle est très en faveur auprès des jeunes gens, qui peuvent y prendre des leçons de natation.

(1) Ajoutons qu'un décret du 17 décembre 1908 a reconnu d'intérêt public la *Grande Source* de Bagnoles-de-l'Orne.

(2) L'embouteillage se fait dans un pavillon spécial.

TOPOGRAPHIE ET CLIMATOLOGIE
DE BAGNOLES
ET DE TESSÉ-LA-MADELEINE

> « Au sud de La Ferté, jaillissent
> au bord de la Vée, dans un vallon
> sauvage, les sources de Bagnoles. Les
> sites environnants rappellent les pay-
> sages des montagnes et des plateaux
> du centre. »
>
> (E. Reclus, *Géographie
> universelle.*)

Topographie.

ALTITUDE : 214 mètres à la source, 237 mètres à l'abri Janolin.

GÉOLOGIE : Le sous-sol est composé de grès stratifiés, séparés par une couche de schiste. Au-dessous de ces grès se trouve la masse granitique d'où émerge la source thermale.

SITUATION : A 248 kilomètres de Paris, 20 kilomètres de Domfront, chef-lieu de l'arrondissement, 20 kilomètres de Briouze, où l'on quitte la ligne de Granville pour se diriger vers la gare de Bagnoles-Tessé-la-Madeleine.

La station de Bagnoles-de-l'Orne, sur les confins des départements de l'Orne et de la Mayenne, est située sur le territoire de deux communes : BAGNOLES-DE-L'ORNE qui possède la source thermale, et TESSÉ-LA-MADELEINE dont le grand parc se trouve à 60 mètres seulement de la source.

L'Etablissement thermal se trouve entre les deux agglomérations, au fond de la gorge qui relie les deux centres thermaux. (Voir plus loin la visite de la station.)

Sous d'épais et magnifiques ombrages, au nord-est, le long du parc de l'Etablissement thermal, s'étendent les quatre boulevards de Bagnoles tracés en pleine forêt, tandis qu'à l'autre extrémité, une partie plus commerçante asseoit ses magasins et ses hôtels sur la rive gauche du lac, autour de l'avenue de la Gare et du square de Contades, donnant à ce quartier une physionomie bien vivante.

Au sortir de la gorge de Bagnoles les villas et hôtels de Tessé-la-Madeleine s'allongent en ruban jusque sur le coteau que son admirable exposition à l'est et au midi fait surtout très apprécier des baigneurs.

Cette variété de site et d'exposition, procure ainsi aux malades et villégiaturistes les avantages climatiques les plus variés : les uns, préférant les frais ombrages et le mouvement de Bagnoles, les autres, la retraite plus calme et plus ensoleillée de Tessé-la-Madeleine.

Climatologie.

CLIMAT : Tempéré. Aux plus fortes chaleurs de l'été, la température ne dépasse guère 30°, à cause des forêts environnantes et de la proximité de la mer (60 kilomètres à vol d'oiseau). Mais la moyenne de l'année est de 10°, avec tendance au refroidissement dès le coucher du soleil, comme dans les pays de montagne, ce qui nécessite le port de vêtements chauds. A Tessé-la-Madeleine, la moyenne est supérieure de 2 degrés environ.

C'est le cas de rappeler ici que les deux agglomérations de Bagnoles et de Tessé-la-Madeleine, qui composent la station thermale, « ont de toute évidence des caractères communs et des caractères différentiels ».

Les premiers sont : *l'altitude* (petite, il est vrai, mais où la pression atmosphérique tient sensiblement le milieu entre celle de la mer et celle de la montagne), la proximité des forêts, la perméabilité et la déclivité du sol rocailleux qui permet les promenades en tout temps sur un terrain sec, la tranquillité de l'atmosphère, sa purification par des averses fréquentes, la fraîcheur des nuits prédisposant au sommeil, la beauté captivante du pays.

Les caractères différentiels sont plutôt tirés de l'exposition particulière à chacune des deux principales collines auxquelles on peut ajouter la situation spéciale de la gorge et des bords du lac qui, à tous les points de vue, se rapprochent davantage de Bagnoles.

Il est certain, par exemple, que si l'ozone, les émanations balsamiques, l'état hygrométrique de l'air appartiennent plutôt à la colline de l'est (Bagnoles), la durée de l'insolation journalière, la plus grande perpendicularité des rayons, entraînant plus de luminosité et une plus forte intensité des radiations chimiques, appartiennent plutôt à la colline du midi (Tessé-la-Madeleine).

C'est pourquoi la station reçoit quantité de visiteurs, venus non pour le traitement balnéaire, mais simplement pour la cure d'air et de repos.

Quoi qu'il en soit, les deux agglomérations sont toutes deux admirablement placées en plein « *bocage normand* », aux extrémités opposées de cette gorge (1) pittoresque et étroite, que son torrent et sa double bordure de rochers et de forêts ont fait surnommer la « *Suisse normande* ».

Des deux côtés, l'éloignement de la *Source* est à peu près le même. Les malades qui doivent, presque tous, aller aux bains en voiture, peuvent donc librement choisir entre Bagnoles et Tessé-la-Madeleine, sans se préoccuper de la distance, mais seulement de leurs besoins, des indications médicales et climatériques et de leurs convenances personnelles, comme prix, exposition, hygiène, confort, etc.

---

(1) Cette gorge, de formation volcanique, est due à une cassure de la colline de grès armoricain qui s'étend des environ d'Alençon au rivage d'Avranches. Sur une autre de ces cassures se dresse le donjon de Domfront.

CURE DE TERRAIN

« Un exercice régulier, pratiqué en montagne, sur des chemins en pente douce et graduée — *cure de terrain*, comme l'a baptisée Œrtel (de Munich) — est réalisé, couramment, dans la plupart des stations hydrominérales françaises. » (J. Heitz, *Technique des cures hydrominérales*.)

En attendant que pareille facilité nous soit donnée par nos administrations, nous avons pensé y remédier, dans une certaine mesure, par la numération approximative de quelques distances, prises dans l'intérieur même de la station, et qui permettront aux malades de graduer leurs exercices pédestres et de se livrer à un entraînement régulièrement progressif.

La direction générale de leur traitement sera ainsi facilitée.

Prenant comme point de départ de nos mesures, la place Méliodon, devant l'hôtel de la Terrasse, à Bagnoles, et le commencement de l'avenue du Château, sur la place de l'Eglise, à Tessé-la-Madeleine, nous comptons :

A BAGNOLES

DE LA PLACE MÉLIODON :

A la porte de l'Allée du Dante . . . . 220 m.
A l'Etablissement thermal. . . : . . . / . . . . 580 m.
A l'Elysée-Palace, par le boulevard Paul-Chalvet (à gauche) . . 910 m.
Par le boulevard Lemeunier-de-la-Raillière (à droite) . . . . 1.180 m.
Circuit par le tour du Grand-Hôtel et retour par le bord du lac . . . . 755 m.
Circuit par l'Elysée-Palace, le boulevard de la Gâtinière et retour par l'avenue de Couterne et l'allée du Dante . . . . 3.240 m.

A TESSÉ-LA-MADELEINE

DE L'AVENUE DU CHATEAU
(PLACE DE L'ÉGLISE)

A la grille du Parc. . . . : . . . . 220 m.
Au Bon Samaritain, avec retour au point de départ par la route de la Chapelle-Moche . . . . 710 m.
A la maison Félix Potin . . . . 130 m.
Au rond point du Campanile. . . . . 260 m.
A la route de Couterne . . . . 610 m.
A la grille de l'Etablissement thermal. . . . . 935 m.
A la buvette de la Grande Source par la route des Buards, la

rue Yvette, l'avenue des Thermes et l'avenue de Couterne . 1.665 m.
Circuit par la route de Tessé à Bagnoles, la route de Couterne,
   l'avenue des Thermes et le boulevard de la Madeleine. . . 1.935 m.
Circuit par la route des Buards, la rue Yvette, le boulevard de
   la Madeleine et la Poste. . . . . 950 m.
   Dans le parc de l'Etablissement thermal :
L'allée du Dante compte . . . . 360 m.
L'avenue de Couterne, jusqu'au Pavillon de la Grande Source . 515 m.

Enfin, le tour de la station, en partant, cette fois, de l'Etablissement thermal, par l'allée du Dante, le tour du Grand-Hôtel, la place Méliodon, l'Elysée-Palace, le boulevard de la Gâtinière, l'avenue des Thermes, le rond-point du Campanile, la route de Tessé à Bagnoles, et retour à l'Etablissement thermal, représente une promenade d'environ. . . . . 5.070 m.

On voit combien il serait imprudent pour des malades de s'engager dans une promenade dont ils n'auraient pas auparavant mesuré toute la longueur. La consultation de notre tableau, quelque arides qu'en soient les chiffres, pourra leur éviter bien des mécomptes. Toutefois, ce tableau ayant été dressé hâtivement, nous prierons tout baigneur ou villégiaturiste conscient des services qu'il peut rendre, de vouloir bien nous faire parvenir toute rectification utile, comme aussi de nous indiquer toute promenade nouvelle avec ses distances. Cette double collaboration de l'auteur et du public ne peut être que profitable pour tous.

***

PROMENADES ET EXCURSIONS

Elles sont toutes ravissantes et il y a bien peu de pays qui, sous le rapport des excursions, soit aussi favorisé que la station de Bagnoles-Tessé-la Madeleine.

Nous les décrirons sommairement, sans autre ordre que celui des distances approximatives que nous mettons en tête de chaque excursion, en commençant par les plus courtes.

Les intéressés verront ainsi très facilement eux-mêmes s'ils doivent les faire à pied, à bicyclette ou en voiture.

Pour les personnes qui ne peuvent disposer que d'un court espace de temps, nous avons groupé sous le titre de 24 heures à Bagnoles, les trois promenades donnant le mieux une idée générale de la station.

VISITE DE LA STATION (1)
(24 heures à Bagnoles)
Environ 6 kilomètres aller et retour.

En sortant de la gare, après avoir franchi la ligne des automobiles, fiacres, omnibus, devant le charmant décor formé par les hautes crètes entourant le lac, deux chemins se présentent au voyageur : celui de droite, contournant les jardins du Grand-Hôtel, nous montre la pharmacie Brunat, le bureau de poste auxiliaire, quelques magasins, passe devant la villa de l'Hippodrome, et, tournant toujours à gauche, permet de remonter à la gare, en traversant le joli square de Contades.

A gauche, l'avenue de la gare, la plus mouvementée de la station, descend entre deux rangées d'élégants magasins. On y trouve un peu tous les genres de commerce (agence, bazar, café, librairie, dentelles, objets d'art, etc.).

Elle aboutit à la place Méliodon, qui est située elle-même au pied de la chapelle de Saint-Jean-Baptiste (désaffectée) et de l'escalier monumental.

De chaque côté de celui-ci, partent les quatre boulevards de Bagnoles qui sont parallèles et aboutissent à l'Elysée-Palace, ancienne maison de convalescence et de repos du Crédit Foncier de France.

La place Méliodon est traversée par la route de La Ferté qui, sur la gauche, conduit à ce chef-lieu de canton (6 kilomètres), en passant devant les hôtels Pasquier, Normandie, et sous le pont du chemin de fer (2).

(1) Nous conseillons de faire, en 1er lieu, et, de préférence, en voiture, la visite générale de la station, puis, dans la soirée, le parc de la Madeleine, et, enfin, dans la matinée, avant le départ, le parc de l'Etablissement thermal.

(2) Immédiatement après ce pont, à gauche, se trouve la route de Saint-Ortaire (800 mètres) qui longe la voie ferrée.

Sur la droite, cette route, appelée aussi rue de La Ferté, passe devant l'Hôtel de la Terrasse, quelques boutiques ou agences, et conduit au Casino et au lac, bordé d'arbres séculaires.

Après avoir un instant admiré ce panorama, on peut prendre, à gauche, près du pont de la Vée, la magnifique *allée du Dante*, voûte de verdure et d'ombrages, longeant le torrent, au bas d'un entassement de rochers, témoins des antiques convulsions du sol, et l'on arrive ainsi à l'Etablissement thermal. L'allée du Dante se continue, plus loin, sous le nom d'avenue de Couterne (1), jusqu'à l'entrée de belles prairies qui forment un tapis de verdure, aux pieds de la charmante agglomération de Tessé-la-Madeleine. Des deux côtés, c'est le même enchantement : des rochers, des arbres, de la verdure, le chant des oiseaux, le murmure du torrent. Mais, pour que tous ces paysages prennent un véritable air de féerie, il est indispensable que le soleil ajoute au décor sa note vivante et gaie.

Au lieu de prendre l'allée du Dante, ouverte aux promeneurs à pied seulement, on peut aussi traverser le pont, près du lac.

On voit, aussitôt, à gauche, le moulin, et, en face, une belle galerie vitrée, le Cristal-Palace, où doit se tenir un orchestre de tziganes.

La continuation de la rue de La Ferté, appelée, dès lors, route de Juvigny et quelquefois route de *Domfront*, parce qu'elle va rejoindre au carrefour de l'*Etoile* la route de la Ferté à Domfront, passe devant l'hôtel de Paris, le garage Saulnier, et conduit à la Croix-Gauthier, tandis que son premier embranchement à droite mène au château du Gué-aux-Biches et au carrefour de l'Etoile.

Mais, après le moulin, on prendra immédiatement à gauche la route de Tessé-la-Madeleine ou rue des Bains, qui longe la pension des Rosiers, l'hôtel de Bagnoles, le pavillon du Roc-au-Chien, au-dessous du légendaire rocher, et on arrivera devant la grille de l'Etablissement thermal, qui est le centre géographique de la station.

Après cette première étape et la visite des Thermes et du pavillon de la Grande Source, on pourra se reposer un instant, et admirer, dans son ensemble, le pittoresque de la gorge, représentant si bien, en miniature, les pentes abruptes et verdoyantes d'un des plus jolis paysages alpestres.

Le repos terminé, on partira voir l'autre partie de la station thermale, l'agglomération principale de Tessé-la-Madeleine.

On passera devant la belle terrasse de l'hôtel des Thermes, traversant ainsi la cour de l'Etablissement, pour regagner, par une seconde petite grille, la route de Tessé ou rue des Bains.

Sur cette route, nous rencontrons les pensions Cordier et Bel-Air, le square Desnos, la pharmacie Julien, la succursale de la maison F. Potin.

Là, commence, à gauche, le joli boulevard de la Madeleine, qui borde un des plus beaux panoramas de la station. Son horizon est barré, à une de ses

---

(1) Comme l'allée du Dante, c'est une des plus agréables promenades de la station. Aussi, serait-il désirable que, dès à présent, en prévision d'un déplacement prochain des égouts, les pouvoirs intéressés prévoient sa prolongation le long de la rivière, non seulement jusqu'au pont de l'avenue des Thermes, qui conduit à Tessé-la-Madeleine, mais encore jusqu'à l'ancienne planche des Buats.

extrémités, par la villa le Campanile, qu'on aperçoit, dans le fond, à côté de la belle villa « le Vallon », connue aussi sous le nom de ferme du Vallon, anciennement pension de famille et surtout thé très suivi.

Si, au lieu de prendre ce boulevard, qui, par l'avenue des Thermes, nous ramènerait à Bagnoles à travers les prairies, on continue la grande-rue de Tessé, on passe devant le bureau de poste principal, la pension Désiré, le Nouvel Hôtel de Tessé, près desquels on trouve aussi de nombreux magasins (coiffeur, café, épicerie, mercerie, dépôt de journaux, etc.).

Enfin, on trouve, à droite, près d'un champêtre lavoir, la belle avenue de sapins conduisant au château de la Madeleine ou de la Roche-Bagnoles, et on aboutit à la place de l'Eglise, que le Syndicat d'Initiative a fait récemment planter d'arbres et garnir de bancs.

Rien de bien remarquable à l'intérieur de l'église, si ce n'est un grand orgue de 18 jeux, qui contribue, avec les artistes de passage, à donner aux cérémonies un caractère artistique très apprécié.

Sur la place de l'Eglise, Hôtel de la Madeleine, librairie, café-restaurant et rudiment de marché, qu'on devrait bien développer.

A droite de la place, vers l'ouest, route de La Chapelle-Moche, où l'on trouve mairie, écoles et nombreuses villas, avec terrains à bâtir. Son premier embranchement, à droite, passant devant la pension le Bon-Samaritain, conduit d'abord à la grille d'entrée du château, puis ramène tout droit, par une descente un peu raide, à la grande-rue de Tessé, devant le square Desnos.

Si on revient à la place de l'Eglise, on trouve, face à celle-ci et à gauche la rue de Javin (pensions Javin et Pavillon français) qui conduit à la belle promenade du Clos et de Montsoret (3 kilomètres), où on a une si belle vue d'ensemble sur Tessé-la-Madeleine et sa situation véritablement climatique.

De là même place, et faisant angle avec la rue de Javin, la route des Buards descend et conduit à la pension et au village du même nom (vue pittoresque), après avoir passé devant la pension Sans-Souci.

Immédiatement après celle-ci, on peut prendre, à gauche, la rue Yvette, bordée de magnifiques terrains à bâtir, pour regagner le boulevard de la Madeleine devant la pension Mazuel.

Ce boulevard, divisé en deux parties, dont l'une a déjà été aperçue à l'entrée même du village, forme à l'intersection de ses deux parties, un angle droit au niveau du rond-point du Campanile. Par sa situation exceptionnelle en bordure de la vallée, ses horizons de verdure, son voisinage du torrent, toute son exposition, en un mot, il constitue une des promenades les plus tranquilles et les plus recherchées. (On va, d'ailleurs, construire, sur un de ses côtés, un hôtel de tout premier ordre, le *Carlton Hotel*.)

Après l'avoir parcouru, revenir sur Bagnoles, par l'avenue des Thermes, qui conduit directement à l'Etablissement thermal, en côtoyant des prairies, traversant, à 150 mètres, le pont de la Vée, et pénétrant dans le parc, en face du garage, par l'avenue de Couterne, continuation de l'allée du Dante.

Si on n'est pas fatigué, on pourra aussi, en arrivant au carrefour des cinq chemins, près du garage, monter le boulevard de la Gatinière, pour revenir à Bagnoles par une des deux entrées libres du parc.

Si, même, la promenade se faisait en voiture, on devrait monter jusqu'à l'Elysée-Palace. On a, sur le trajet, de superbes points de vue.

De là, on regagnerait la place Méliodon par l'une des quatre avenues qui y aboutissent.

Ces avenues sont à visiter en détail, et doivent faire l'objet d'une promenade spéciale, tant le nombre et la variété des villas ont donné à ce ravissant coin de forêt, de charme discret et d'élégance de haut goût. On y trouve aussi quelques pensions, Beau-Site et Beaumont, sur l'avenue Lemeunier-de-la-Raillère, qui conduit à une des entrées du Casino.

L'hôtel du Dante, sur l'avenue Paul-Chalvet, les pensions les Cyclamens, le Castel, Besnard, Carmen, Saint-François, sur le boulevard Albert-Christophe, qui traverse la place Centrale et passe devant l'église du Sacré-Cœur pour aboutir à l'escalier monumental, que nous avons déjà vu, au début de l'excursion.

Revenu à son point de départ, le promeneur aura pénétré la vie même de la station et remarqué, sans doute, son peu de mouvement apparent. Il aura compris qu'avec ses deux parties si distantes l'une de l'autre et si étendues à la fois, avec ses baigneurs immobilisés le matin par le traitement thermal et marchant parfois très modérément le soir, on ne puisse constamment rencontrer, comme dans certaines villes d'eaux au traitement peu compliq é, une foule bruyante et compacte autour de quelque place centrale.

Mais cette dispersion discrète n'ajoute-t elle pas au charme de la station, pour les visiteurs évadés des trépidantes métropoles, en quête d'une fraîche oasis.

Cette oasis, ils la trouveront non seulement dans les belles forêts du voisinage, mais dans la station même : ce sont ses deux parcs, deux perles d'un même écrin, dont la plume seule d'un poète peut décrire l'enchantement ; aussi, n'en donnerons-nous que la description la plus sommaire.

LE CHÂTEAU ET LE PARC DE LA MADELEINE
OU DE LA ROCHE-BAGNOLES

Partant de l'église de Tessé-la-Madeleine, prendre, à gauche, la belle avenue de sapins, qui conduit à la grille du parc. Monter la grande allée jusqu'au château. Sur le passage, magnifiques wellingtonias au tronc puissant.

Le château, de style renaissance, flanqué de 4 tours d'angle, fut construit en 1839. Le propriétaire, M. Goupil, s'est plu à l'entourer de plantations d'arbustes d'essence rare, qui montrent, par leur vigueur, l'excellente exposition du coteau.

Au coin du château, côté gauche, se trouve l'habitation du garde, où l'on demande les permis de circuler dans le parc, les aimables propriétaires accordant très largement ces autorisations.

Du terre-plein du château, l'on a une des plus belles vues de la contrée sur les confins des départements de l'Orne et de la Mayenne. On peut compter jusqu'à 18 clochers.

En montant une allée, un peu à gauche, on arrive à la chapelle du château et, plus haut, on regagne la forêt d'Andaine, sous le dôme d'arbres majestueux recouvrant de larges tapis de bruyères et de myrtilles.

Si, du château, l'on préfère gagner la plate-forme du Roc-au-Chien, on suivra tout droit l'allée qui a déjà conduit devant le château, et qui monte légèrement. C'est une promenade que nous conseillons de faire surtout le soir, par un temps de soleil. Celui-ci, éclairant le lac, le Grand-Hôtel, les hautes cimes du voisinage, on a devant soi un paysage de féerie, justifiant amplement le renom de « Suisse Normande », donné au pays. Dans ce décor de verdure, l'Etablissement et l'Hôtel des Thermes, le pavillon du Roc-au-Chien, donnent leur note élégante et claire, tandis qu'aux pieds du roc court le torrent et que se déroulent, en face, les péripéties d'un jeu de tennis

Le chemin qui nous a conduits redescend en pente douce, en obliquant à gauche, sur la route de Juvigny, un peu au-dessus de l'Hôtel de Paris.

Avant de quitter le parc, remarquer, en passant, à gauche, sur le haut talus du chemin, de fort curieuses empreintes, laissées sur le grès (par le passage, dit-on, dans la contrée, d'animaux antédiluviens !!!)

LE PARC DE L'ÉTABLISSEMENT

(40 hectares)

Prendre, par l'allée du Dante un sentier, qui côtoie la bordure des rochers, passe près de l'ancien tir à la cible, puis au-dessus du « Saut-du-Capucin », des réservoirs, de la chapelle, et de l'Etablissement thermal, dont on a une vue d'ensemble, et on arrive à l' « *abri Janolin* », qui est le point culminant. De là, on découvre un beau panorama comprenant le château de la Madeleine ou de la Roche-Bagnoles, la vallée de la Vée, et la coquette agglomération de Tessé-la-Madeleine, posée dans un nid de verdure et de fleurs, et dont les tons clairs ressortent particulièrement au soleil du matin. Quelques mètres plus loin, un sentier descend jusqu'à l'allée de la Reine, qui conduit au petit lac de l'Etablissement thermal.

Près des deux rochers pointus, appelés le « Saut du-Capucin », que nous avons vus, en face de la grille de l'Etablissement thermal, se trouve aussi un sentier, conduisant, en sens inverse du précédent, sur les hauteurs qui dominent l'entrée de l'allée du Dante : joli tableau, peu connu des visiteurs ; à ses pieds, les cimes des arbres de l'allée.

On peut aussi rayonner dans le parc par les avenues Mézeray, Desgenettes, l'avenue de l'Orne, qui conduisent au boulevard de la Gatinière.

De l'avenue de l'Orne, on pourra également gagner les grands boulevards de Bagnoles, par d'étroits sentiers, au nombre de quatre, dont les deux premiers vont rejoindre l'avenue Pluyette et la place Centrale.

Partout, on trouve des coins ravissants, où la beauté du site, le calme discret, les senteurs ozonisées de la forêt, donnent la plus douce impression de poésie et de réconfort.

Variante : Commencer la visite du parc par l'allée de Couterne et l'allée de la Reine, qui monte vers l'abri Janolin, en partant du petit lac, bordé de rhododendrons, près de la piscine.

ENVIRONS DE BAGNOLES

LA FERME DU CHATEAU
(1 kilomètre 800, aller et retour)
Choisir un temps sec et ensoleillé

Du bourg de Tessé, gagner la grille du château de la Madeleine ou de la Roche-Bagnoles, et prendre le chemin qui longe le parc, à gauche. Laisser, à gauche, un chemin conduisant à la Prise-Tarot et aux Tertereaux et qui ramènerait à Tessé-la-Madeleine. Un peu plus loin, à droite, une allée de sapins conduisant au château. 15 mètres plus loin, remarquer de magnifiques hêtres. Continuer le chemin, qui monte un peu, jusqu'à la ferme : lait frais, œufs ; on peut voir l'écrémage centrifuge.

SAINT-ORTAIRE (LE BÉSIER)
(Environ 3 kilomètres, aller et retour)
Eviter un temps trop chaud

De la place Méliodon, par la route de La Ferté, gagner le pont du chemin de fer, sous lequel on passe, tourner à gauche, en longeant la voie ferrée. A gauche, le champ de courses, les hauteurs de La Montjoie ; à droite, la forêt, tapissée de bruyères roses. On arrive bientôt devant une croix. Laisser, à gauche, un tunnel, sous lequel s'engage la route de St-Michel-des-Andaines (2 kilomètres, poteau indicateur). On trouve, de suite, sur la droite, un oratoire, de construction récente, puis, parmi les maisons du hameau, on distingue un petit campanile, surmontant la chapelle de Saint-Ortaire. Très modeste, mais ancienne, cette chapelle est éclairée par deux vitraux de Ledien. D'un côté de l'autel, saint Ortaire, invoqué contre les douleurs rhumatismales... de l'autre côté, sainte Radegonde, reine de France, protectrice des récoltes, et invoquée pour la destruction... des vers blancs.

Saint Ortaire fut envoyé par ses supérieurs pour évangéliser la région de La Ferté. Son culte n'a jamais cessé d'être en honneur depuis le VIe siècle. Il vivait, dit-on, de légumes, de pain d'orge, et buvait l'eau d'une source, qui existe encore, près du pont, de l'autre côté de la voie ferrée, et à laquelle on attribuait le don de guérir les maladies de peau.

D'après une croyance populaire, on obtient la guérison d'un membre malade en déposant une pierre sur une branche des arbres d'alentour.

L'on guérit lorsque la pierre tombe d'elle-même ; celui qui la ferait tomber par dérision hériterait du mal.

Le retour, par la forêt remplie de myrtilles, est des plus agréables.

De la chapelle, traverser un champ, à droite, et prendre un sentier qui rejoint l'ancienne route de La Ferté. Se le faire indiquer par un habitant du hameau.

On peut également revenir par La Montjoie ou par Saint-Michel et le Gué-aux-Biches.

LA MONTJOIE, LE GUÉ-AUX-BICHES

(4 à 5 kilomètres)

Promenade ombragée, à faire, par temps sec, à pied

De Bagnoles, prendre la route de Juvigny. Après avoir passé le garage Saunier et l'Hôtel de Paris, prendre, à droite, le chemin forestier, qui longe la Tanière, propriété du regretté comte de Blanzáy, poète fin et délicat, écrivain distingué.

Après 400 mètres environ, on traverse le ruisseau du Fief-aux-Bœufs, et on arrive au bas d'une côte. Presque en haut de cette côte, et à 150 mètres du chemin, on aperçoit un petit castel champêtre. Plus loin, prendre le chemin à droite, entrer dans le parc ; derrière un mur en pierres sèches, se trouve un verger, d'où on a une belle vue sur Bagnoles et les nouveaux boulevards. Faire le tour du jardin, d'où l'on découvre Saint-Michel et les collines de La Ferté. Revenir à la route précédemment suivie et la continuer. Traverser le hameau de La Passée, gagner la route de Saint-Michel. A droite, Saint-Michel-des-Andaines (1 kilomètre 500 environ) ; suivre la route à gauche, jusqu'au château du Gué-aux-Biches, appartenant à M. Christophle ; longer le parc jusqu'à la grille (on peut visiter le parc). Pour revenir, prendre à gauche, vers le sud, la route qui ramène devant l'Hôtel de Paris. Il n'est pas rare, dans cette excursion, de rencontrer des lapins ou des chevreuils.

LE CLOS, MONSORRET

(4 à 5 kilomètres)

De Tessé-la-Madeleine, prendre la route de Javin, laisser à droite la route de La Baillée. Descente rapide. Traverser le hameau du Clos, montée assez raide. Laisser la route de Tessé-Froulay, et prendre, à gauche, un chemin qui monte et nous conduit à un des plus jolis points de vue des environs. Continuer le chemin qui traverse le hameau de Monsorret, et, tournant toujours à gauche, regagner la station, en passant devant les Buards et la ferme de Lauberdière. Faire aussi cette promenade en sens inverse, surtout le matin, quand la petite ville de Tessé est éclairée par le soleil : c'est ainsi que l'on peut le mieux juger de l'excellence de son exposition et de sa situation spéciale dans l'ensemble de la station. — On peut aussi, en descendant de Monsorret, à 200 mètres, prendre à droite un sentier ombragé, en élévation sur la prairie qu'il contourne, et conduisant à un vieux moulin d'où l'on peut gagner le parc du château de Couterne.

LA BAILLÉE, LE HAUT-COUDRAI, LE GROS-CHÊNE
(4 à 7 kilomètres, à faire par temps sec)

Prendre la route de Javin, un peu après les dernières maisons, tourner à droite, traverser le village de La Baillée, tourner encore à droite jusqu'au Haut-Coudrai, par un mauvais chemin. A gauche, le route de La Chapelle-Moche (carrières de granit); à droite, route qui ramène à Tessé. On peut aussi prendre, en face, le chemin du Gros-Chêne, où se trouvent de belles sources, qui alimentent Tessé-la-Madeleine. Entrer dans la forêt, obliquer légèrement à gauche; on arrive ainsi à la Croix-Gauthier, et l'on peut rentrer par la route de Juvigny. Une bonne route allant de la Baillée à la Croix-Gauthier permettrait aux promeneurs de faire deux bons circuits.

CHATEAU DU FAI (OU DE COUTERNE)
NOTRE-DAME-DE-LIGNOU, MILLE-MOTTE
(Aller et retour, 5 à 7 kilomètres, suivant l'itinéraire choisi)
Route peu ombragée

Gagner la route de Couterne, soit de l'Etablissement thermal par l'avenue de Couterne, soit de Tessé-la-Madeleine par l'avenue des Thermes (Poteau indicateur, près du garage de l'Etablissement thermal). Suivre cette route jusqu'à la belle allée de hêtres, d'où l'on aperçoit déjà l'élégante construction en briques (xvie siècle). On ne visite pas. Descendre la route un peu plus loin. Belle vue du château se mirant dans l'étang qui l'entoure.

Jehan de Frotté, poète et secrétaire de Marguerite de Navarre, acheta cette propriété, en 1540, aux d'Aligny. Depuis lors, elle n'a cessé d'appartenir à la famille de Frotté. Louis de Frotté, général en chef des Chouans de Normandie, fait prisonnier après la bataille de Cossé, fut fusillé à Verneuil, à 34 ans, le 8 février 1800.

L'on peut revenir par le même chemin ou continuer la route de Couterne, traverser la voie ferrée, prendre, à gauche, la route de Couterne à La Ferté, puis, à quelques mètres, à droite, le chemin d'Antoigny, et l'on arrive bientôt à la chapelle de Lignou, surmontée d'une vierge dorée. Lieu de pèlerinages suivis. La légende nous apprend que la madone vénérée se trouvait, autrefois, à Lignou-de-Briouze. Offensée par les crimes de la contrée, elle quitta d'elle-même sa demeure et vint se réfugier dans un buisson d'aubépines, au lieu où elle est actuellement. On la rapporta à Lignou-de-Briouze, mais elle serait revenue à son buisson, demandant qu'on la laissât à cet endroit, qu'elle avait choisi, et où on lui construisit alors une chapelle. Voir les tombeaux de la famille de Frotté, et, derrière la chapelle, une belle vue sur la vallée de la Mayenne. Revenir au chemin de La Ferté, qu'on suit, à droite, jusqu'aux carrières de Mille-Motte qu'on aperçoit de la route, avant le passage à niveau. Monter au dessus. On jouit d'une vue magnifique. Pour rentrer, il faut, en arrivant à la ballastière, la plus grande des carrières, prendre, à gauche, une route traversant la voie ferrée, et monter à l'Elysée-Palace, d'où l'on peut revenir, soit à Tessé, par le boulèvard de la Gatinière, soit à la gare, par un des nombreux boulevards de Bagnoles.

SAINT-MICHEL-DES-ANDAINES
RETOUR PAR LE GUÉ-AUX-BICHES

*(Aller et retour, 7 à 8 kilomètres ; promenade à faire à pied,
en voiture ou à bicyclette)*

Prendre la route de Saint-Ortaire, que l'on suit pendant environ 800 mètres,
jusqu'au pont du chemin de fer. Laissant à droite le chemin du bas Bézier
ou de Saint-Ortaire, passer à gauche sous le pont du chemin de fer, point de
vue sur la Vée. La route serpente légèrement. Laisser à droite un chemin
forestier menant au rocher Broutin et continuer tout droit pendant 2 kilomètres.

On passe près de la Prise du Gué, on traverse la Vée sur un pont de pierre,
puis on arrive au village ; à gauche, l'église surmontée d'un grand saint
Michel. En face de soi, la route de La Sauvagère ; à droite, celle de Domfront
à La Ferté, où se trouve, près de la Vée, la maison Pergault-Croisé, modeste
d'apparence, mais renommée par sa bonne cuisine normande ; on y prête
des lignes pour pêcher dans la rivière. Prendre, au retour, la route de Saint-
Michel à Juvigny, à gauche, après l'église, pour revenir à Bagnoles par le
Gué-aux-Biches (p. 24).

LE ROCHER BROUTIN

*(5 à 6 kilomètres ; une partie de cette promenade
ne peut se faire qu'à pied)*

Gagner Saint-Michel ; prendre la route de La Ferté, en passant devant
l'hôtel Pergault-Croisé. Après avoir monté la côte qui suit le passage de la
Vée, prendre à droite un sentier qui mène à un plateau dénudé : c'est le
rocher Broutin, d'où l'on a une belle vue. Au pied du rocher, un sentier
descend vers le sud et mène à la voie forestière de la Fieffe, que l'on prend
à gauche. Traverser la voie ferrée et gagner la route de la Ferté à Bagnoles,
que l'on prend à droite.

LA CROIX-GAUTHIER, LE MANOIR DU LYS,
LE LIT DE LA GIONE

(4 à 6 kilomètres, aller et retour, suivant l'itinéraire choisi)

Une automobile fait généralement le service entre le manoir du Lys et
l'Établissement thermal, ou la gare, toutes les heures environ ; on peut donc
faire la promenade en voiture, si l'on craint la fatigue. Tout le parcours est
presque constamment en forêt et, par conséquent, ombragé.

Prendre la route de Juvigny ; après l'hôtel de Paris ; à gauche, carrière
intéressante, couches de grès superposées, où l'on trouve, paraît-il, des
empreintes ressemblant à celles d'animaux gigantesques. A 700 mètres
environ, laisser, à droite, la route de l'Étoile qui mène aussi à Domfront. Un
peu avant d'arriver au haut de la côte, l'on aperçoit, à droite, le manoir du
Lys, construit en 1832 par l'amiral Bouvet ; maintenant très élégamment
installé : thés et goûters sous la vaste pommeraie.

Continuant la route, un peu plus haut, une croix de granit : c'est la *croix Gauthier*, du nom de son donateur. A la lisière de la forêt, magnifique point de vue sur les collines de la Mayenne, Lassay, Ambrières.

Ceux qui désirent voir les trois pierres druidiques, connues sous le nom de *Lit de la Gione*, doivent revenir en arrière et prendre, près de la croix, vers l'ouest, un sentier qui conduit aux trois pierres, que l'on trouve sur la droite (5 à 600 mètres), un peu dissimulées dans la verdure.

La Gione était le mauvais génie de la forêt, empêchant les poules de pondre, les vaches de donner du lait, comme la fée d'Andaine en était la bonne fée protectrice.

On peut revenir par le château de la Madeleine et Tessé, en suivant un autre sentier qui fait face au précédent, de l'autre côté de la croix Gauthier et de la route; oblique à gauche, traverse d'épais tapis de bruyères, sur lesquels on peut se reposer. Belle vue sur la Mayenne. On trouve un carrefour de trois chemins : prendre celui qui continue tout droit. A gauche, vue sur la Montjoie et le Gué aux Biches. Nouveau carrefour de quatre routes. Prendre celle de droite, qui nous mène à Tessé par la ferme du château. Celle du milieu conduit, par le parc, au Roc-au-Chien, d'où il est facile de regagner son point de départ, soit en descendant vers l'hôtel de Paris et Bagnoles, soit en remontant vers le château et Tessé.

Si l'on fait l'excursion en partant de Tessé-la-Madeleine, on peut passer par le parc, devant le château, suivre le chemin qui mène près du Roc-au-Chien et, longeant toujours la vallée par le chemin en corniche qui passe sur le haut du coteau, aller rejoindre la route de Juvigny, sur la droite, ou même continuer à suivre la crête du coteau par le chemin précédemment indiqué pour le retour.

LA FERTÉ-MACÉ

(12 à 14 kilomètres, aller et retour. On peut prendre le train)
Route en partie ombragée

Prendre la route qui passe sous le pont du chemin de fer, près de la place Méliodon. Après une assez longue montée prendre à gauche la route de Couterne à La Ferté. Passer le hameau de la Barbère, puis le passage à niveau. On arrive à *La Ferté* par une belle route bordée d'arbres. Monter le faubourg à droite, puis tourner par la première rue à gauche.

La Ferté Macé, chef-lieu de canton (environ 7.000 habitants), ville manufacturière (scieries mécaniques, fabrique de galoches, tissages, etc.), fut jadis un château-fort construit par Guillaume le Conquérant en 1056 et donné en récompense à l'un de ses compagnons du nom de Macé.

Belle église moderne, construite à côté d'une ancienne église du XI° siècle, dont le chœur découronné sert aujourd'hui de sacristie. Voir à l'intérieur les mosaïques de la chapelle et les vitraux. Jolie vue du haut des tours. Carillon remarquable.

Sur la place du Marché, le logis Pinson, vieille maison du XV° siècle. L'Hôtel de Ville, bel édifice en granit, contient un musée et une précieuse bibliothèque léguée par l'érudit comte de Contades.

LA CHAPELLE-MOCHE, CHATEAU DE CHANTEPIE, COUTERNE
(12 à 15 kilomètres, aller et retour)

Plusieurs routes conduisent à la Chapelle-Moche. On peut prendre celle qui monte devant la mairie de Tessé, mais, pour ceux qui ne craignent pas d'allonger un peu le chemin, nous conseillons de passer par la *Croix-Gauthier* (p. 26). De là, après une descente assez rapide, quitter la route de Juvigny pour prendre la première route à gauche. Descente. Remarquer, à droite, sur le bord même du chemin, un petit étang près de carrières de granit. On passe à côté du hameau de la Valette. Après une légère montée, descente très rapide jusqu'à *La Chapelle-Moche*, bourg assez important (marché le vendredi). Au milieu du village, prendre à gauche la route de Couterne. On peut rentrer à Tessé-la-Madeleine par la première route à gauche, mais les cyclistes auront plaisir à suivre de préférence la magnifique route qui passe par *Haleine*, d'où l'on aperçoit bientôt le superbe parc de Chantepie. On peut entrer dans le parc. Belle vue sur la Mayenne. Le château de Chantepie (style Louis XIII) appartient au comte de Malterre.

A Couterne, visiter l'église : bel autel en marbre. Ancien sarcophage (xve siècle), servant de fonts baptismaux.

Revenir sur ses pas et prendre la route de Couterne à La Ferté. Montée très raide. Laissant à droite la route de Lignou (p. 25), prendre celle de gauche qui, passant devant le château du Fai (p. 25), nous ramène devant le garage de l'Etablissement thermal.

L'ÉTOILE, LA FORÊT D'ANDAINE
(14 kilomètres, aller et retour)

Prendre la route de Juvigny. A 700 mètres environ, prendre, sur la droite, la route de l'Etoile qui traverse la forêt d'Andaine (environ 5.000 hectares). Route ombragée. A droite, château du Gué-aux-Biches. A 4 kilom. 600, le carrefour Hache. Suivre toujours tout droit. A environ 7 kilomètres, le magnifique carrefour de l'*Etoile*, formé de dix routes ou allées forestières. Endroit propice pour jouir du spectacle des chasses à courre, en hiver. Maison du garde forestier, chez lequel on peut boire du lait et demander quelques indications sur les excursions à faire en forêt.

De ce centre rayonnant en tous sens, on peut, en effet, aller visiter en forêt :

1º Par la route de Domfront à La Ferté (première à droite), la *croix Fauvel* (à gauche de la route), élevée à la mémoire d'un prêtre constitutionnel massacré par les Chouans. Non loin de là, à 10 mètres de la route, sous bois, la *fontaine minérale*, source ferrugineuse.

On peut revenir par Saint-Michel.

2º Par la deuxième allée, à droite, *le fouteau de l'Etau*, les *11 frères*, l'*Etang de la Forge*. Prendre, au carrefour de la mare aux oies, la première avenue à gauche qui conduit près du *fouteau de l'Etau*, le plus vieux hêtre de la forêt : 5 m. 25 de circonférence. Revenir à la première route forestière que l'on continue, puis prendre à gauche la route du Mont-en-Gérôme, près de laquelle se trouvent, un peu plus loin, à droite et à 15 mètres de la route, *les 11 frères*, magnifiques arbres sortant d'une même souche (l'un est mort récemment). Revenir à la route déjà suivie, qui mène à travers la forêt, à *l'étang de la Forge*, où viennent souvent se jeter les cerfs poursuivis. Cet étang est entouré de hauteurs boisées qui lui forment un cadre ravissant ; on peut revenir par la route de La Sauvagère à Saint-Michel (p. 31). Belles vues rappelant les paysages des Vosges.

13° Par la troisième avenue, en tournant bientôt légèrement à gauche, *château et ferme de l'Ermitage*. En continuant cette troisième avenue, tout droit, jusqu'au rond-point des Dames, on peut aller aux rochers de l'Ermitage ; belle vue. On peut revenir par la route du Mont-en-Gérome et la *vallée de Misère*.

4° Par la route de La Ferté à Domfront, dans la direction de Domfront, les *roches aux Loups, aux Dames, à Susco*. S'arrêter au carrefour des Sept-frères et prendre, à droite, à côté de la maison du garde, un chemin forestier qui descend dans une vallée sauvage. On la remonte de l'autre côté et, à quelques mètres, à droite, on voit la Roche aux Loups, pyramide de quartz, haute de 4 m. 50. Presque vis-à-vis, un petit sentier conduit à la Roche aux Dames et à la vallée, où coule l'Andainette. Plus loin, autre groupe de rochers (roche à Susco), où se cacha le comte de Frotté pendant la Révolution.

Revenir à la route forestière près de la Roche-aux-Loups et continuer cette route jusqu'à celle de Champsecret à l'Etoile et à Bagnoles, qui est la première qu'on rencontre. Tourner à droite pour rentrer par l'Etoile ou prendre à gauche pour voir Champsecret et son manoir du xve siècle, et revenir par le Mont-en Gérome (303 mètres d'altitude) et Saint-Michel.

5° Par la deuxième avenue à gauche, la *Roche-Cropet* (p. 29).

LES GORGES D'ANTOIGNY

(15 à 16 kilomètres, aller et retour)
A faire de préférence vers la fin de l'après-midi

Prendre la route de La Ferté jusqu'au carrefour de l'Epinette puis, à droite, l'allée forestière de l'Epinette à Cossé. Délicieux trajet en forêt. Prendre, ensuite, la 2e *grande route*, à droite (route de Magny-le-Désert à Antoigny), suivre le « vallon de la Maure ». A gauche, énormes masses de grès, arides et sauvages, qui prennent d'exquises teintes roses à certains rayons du soleil. A droite, joli petit lac, au pied du verdoyant coteau A 8 kilomètres environ du point de départ, Antoigny. Dans l'église, copie de l'*Assomption* de Poussin. Rétables très ornés.

Prendre la route en face de l'Eglise. Immédiatement après une petite chapelle sur la droite, tourner à gauche et, après quelques centaines de mètres, prendre, à droite, la route de Lignou et revenir par la route de Couterne à Bagnoles (p. 25).

N. B. — On peut lier cette excursion à celle des gorges de Villiers (p. 32)

INKERMANN, LA ROCHE-CROPET

(Environ 18 kilomètres, aller et retour, dont la moitié ne peut
se faire qu'à pied)

Passer par la Croix-Gauthier, le lit de la Gione (p. 26), gagner la ferme d'Inkermann (8 kilomètres). Beau point de vue. Continuer la route du Faite, qui domine les collines.

On croise une route forestière, allant, à droite, à l'Etoile, à gauche, à Lessart. Peu après, on voit, à gauche, la tour de Bonvouloir. A l'intersection de la route de Juvigny à l'Etoile, dans la forêt, la chapelle de Sainte-Geneviève, où doivent venir les jeunes filles qui désirent se marier. Un peu plus loin, à gauche, la Roche-Cropet, gros blocs de rochers, surmontés d'une plate-forme, belle vue. Revenir sur ses pas, et rentrer soit par la route de Juvigny (distance totale, 18 kilomètres), ou par la route de l'Etoile, à gauche.

Depuis la Croix-Gauthier, le chemin ne pouvant se faire qu'à pied, les personnes qui ne pourraient faire qu'une promenade de 9 à 10 kilomètres, devraient aller en voiture jusqu'à la Croix-Gauthier et revenir par le même chemin.

TESSÉ-FROULAY, COUTERNE
LA BERMONDIÈRE, MONCEAUX
(18 à 20 kilomètres)

Devant l'église de Tessé, prendre la route de Javin, charmante route champêtre jusqu'à Tessé-Froulay, d'où l'on a une vue superbe sur les coteaux de la Mayenne.

Descendre, à gauche, une route à tournants rapides, passer la voie ferrée. A Couterne traverser le bourg et poursuivre la route d'Alençon. Monter une petite côte, traverser une futaie de hêtres ; on aperçoit, sur la droite, le château de la Bermondière, légué par M. de Jarosson au célèbre Réaumur, qui y mourut, en 1758

La Mayenne traverse le parc.

Prendre la route de Méhoudin. Traverser la Gourbe. Voir, dans l'église de Méhoudin, de vieilles statues en bois. Revenir sur ses pas, et prendre la route, à droite, à côté de la rivière. Montée assez dure (belle vue), bientôt après, à droite, forêt de hêtres magnifiques conduisant au château de Monceaux, brûlé en 1793. Beau jardin à la française, s'étendant en terrasses jusqu'à la Gourbe. (On peut prendre une tasse de lait chez le jardinier.)

Regagner la 1re route et la suivre jusqu'au 2e chemin, à gauche, qui conduit à Lignou. Reprendre ensuite la route de Couterne à Bagnoles (p. 25).

LA TOUR DE BONVOULOIR
JUVIGNY-SOUS-ANDAINES
(Aller et retour, 20 à 25 kilomètres, selon itinéraire)

Passant devant l'Hôtel de Paris, prendre la route de Juvigny, qui monte à la Croix-Gauthier (p. 26). Après une descente assez rapide laisser à gauche la route de La Chapelle-Moche, et continuer celle de Juvigny. Un peu avant d'arriver au village du Gué-Besnard, on longe, à droite, le mur d'un jardin. Prendre un petit chemin, à droite, près la grille de ce jardin. Cette partie de l'excursion ne peut se faire qu'à pied. A environ 500 mètres, traverser une cour de ferme, puis tourner à gauche.

La tour de Bonvouloir faisait partie d'un ancien château-fort, bâti au xve siècle, par Messire Guyon Essirard, seigneur de la Pallu. S'adresser au fermier pour visiter. Du haut de la tour, belle vue. Remarquer les dalles sculptées, qui entourent le puits. Autour de la ferme, des murailles, bordées de fossés, et formant un grand rectangle, seraient, dit-on, les restes d'un camp romain.

Regagner la première route et la suivre jusqu'à Juvigny.

Belle vue sur la Mayenne, près de l'église.

Voir, dans l'église, les peintures à fresques de Chadaigne.

Descendre une côte rapide, et prendre, à gauche, la belle route de Domfront à Alençon ; à 4 kilomètres, La Chapelle-Moche.

Retour par la route de La Chapelle à Tessé-la-Madeleine ou par Haleine et Couterne.

LA SAUVAGÈRE, ALLÉE DE LA BERTINIÈRE, SAINT-MAURICE-DU-DÉSERT
(Environ 27 kilomètres aller et retour)

Gagner Saint-Michel par le Gué-aux-Biches (p. 28). Prendre, en face de l'église et un peu à gauche, la route de la Sauvagère ; à gauche, propriété de M. Bobot, avec chapelle datant de 1735. Plus loin, à gauche, l'étang de la Forge, près duquel un entrecroisement de route conduit, à droite, à la Ferté ; à gauche, au Mont en Gérôme ou à l'Etoile de la Forêt ; d'où il serait facile de revenir à Bagnoles. En continuant le premier chemin suivi, on arrive à *La Sauvagère*. L'église possède une belle tour du xive siècle. Prendre, à gauche, la route de Flers pendant environ 2 kilomètres. A gauche, près d'un beau hêtre, se trouve le petit chemin de traverse qui conduit à la Bertinière. On traverse ensuite une cour de ferme et on prend, à droite, un sentier qui aboutit au champ où se trouve le monument mégalithique appelé : l'*Allée couverte de la Bertinière* ou « Grotte des Fées ». Il se compose d'une sorte de couloir de 14 m. 70 de long, se terminant par une vaste chambre. C'est un curieux vestige archéologique de l'époque la plus reculée.

Revenir à la Sauvagère, qu'on traverse, pour prendre la route de la Ferté, passant par *Saint-Maurice-du-Désert*. On y voit encore l'habitation du comte de Contades, flanquée de deux pavillons à meurtrières (xviie siècle). Le parc contient de magnifiques arbres. De Saint-Maurice, revenir, en traversant le joli bois de Gestel, par Saint-Michel et Saint-Ortaire (p. 23).

MAGNY-LE-DÉSERT, LE DOLMEN DE LA PICHARDIÈRE, LES ROCHES D'ORGÈRES, LE CHATEAU DE LA MOTTE-FOUQUET
(Aller et retour, 27 kilomètres environ)

Prendre la route de la Ferté, puis le premier chemin forestier à droite. Après avoir passé une petite rivière, suivre à gauche le chemin d'Antoigny à Magny. Peu après la sortie de la forêt, on passe devant le manoir de la Bouillère et le vieux logis de Durcet. A Magny, visiter l'église, très ancienne. Suivre la route de Lignières. Après avoir traversé le chemin vicinal de la Motte-Fouquet à Saint-Patrice, dans une pièce de terre l'on trouve une pierre plate longue de 2 mètres, qui brille aux rayons du soleil : c'est le *dolmen de la Pichardière*.

Prendre le deuxième chemin vicinal pour voir le *rocher d'Orgères* et la chambre de la reine des fées, Couasnon. Les fées d'Orgères étaient, dit-on, de bienfaisants génies, que les habitants du pays n'invoquaient jamais en vain.

Pour pénétrer dans la chambre de Couasnon, on entre par la première brèche des rochers ; on monte un peu à droite et on suit la paroi nord des rochers.

Rejoindre la route. Quelques centaines de mètres plus loin, tourner à gauche. Un peu avant le bourg d'Orgères, chapelle Notre-Dame-de-Grâce. Visiter l'église d'Orgères, puis prendre à droite une route menant à la *Motte-Fouquet ;* château et beau parc.

Revenir par le chemin de la Motte à Magny, puis par la Ferté (p. 27).

LES GORGES DE VILLIERS, SAINT-ANTOINE
(25 à 28 kilomètres, aller et retour)

Gagner Antoigny (p. 29) soit par Lignou, soit par la forêt de La Ferté et les gorges d'Antoigny. Prendre, à droite de l'église, une route qui descend et traverse les deux bras de la Gourbe (Moulin). Après une petite montée, à 1 kilom. 5 d'Antoigny (poteau indicateur), tourner à gauche par un chemin qui mène au village des Haies (700 mètres). Abandonner sa voiture, que l'on reprendra au même endroit ou que l'on enverra attendre sur la route de Saint-Ouen à Saint-Patrice, à 3 kilomètres de Saint-Ouen, à l'intersection d'une route forestière, si l'on veut voir ensuite l'étang de Cossé, après la visite de la chapelle Saint-Antoine.

Pour visiter les gorges, il est prudent de se faire guider par un habitant du village ; on trouve facilement un enfant les jeudis et fêtes et pendant les vacances.

A la dernière maison, tourner à gauche devant un hangar, franchir une petite barrière et, par une série de sentiers orientés vers le Nord, gagner la ferme de Villiers, vestige d'un ancien château. On traverse une magnifique pommeraie et une belle « *foutelaie* » de hêtres. En descendant à gauche, sous les hêtres, on peut gagner le fond du ravin, traverser la Gourbe, voir la grotte des fées, où revient, dit-on, encore le soir, la fée des bruyères. L'aspect des gorges est des plus sauvage et très pittoresque.

Remonter à travers la foutelaie et gagner vers le nord un plateau tout tapissé de bruyères et d'où l'on a une très belle vue. On peut alors soit revenir par le chemin déjà suivi jusqu'aux Haies, soit continuer l'excursion pour aller à la chapelle de Saint-Antoine. Il est toujours bon de ne pas se séparer de son guide, jusqu'à ce qu'on ait retrouvé sa voiture. Alors, traversant le plateau parallèlement aux gorges, prendre un charmant mais étroit sentier, qui descend à travers bois à la chapelle Saint-Antoine. Après avoir traversé la Gourbe sur une planche, on aperçoit bientôt la chapelle, bâtie, dit-on, au XIIIe siècle et reconstruite en 1875. Lieu de pèlerinage, principalement les lundis de Pâques et de la Pentecôte. On y célèbre la messe le premier mercredi de chaque mois. A 30 mètres, derrière la chapelle, fontaine miraculeuse entourée de petites croix, que les malades doivent y déposer pour obtenir la guérison...

Sur la droite de la chapelle, un amoncellement de pierres sert de chaire au prédicateur.

A quelques mètres de la façade de la chapelle, prendre un sentier qui monte sur le versant opposé à celui précédemment suivi. Monter toujours à droite. Le sentier s'élargit et conduit à travers les pins sur le sommet de la colline, d'où l'on a une très belle vue. Continuer la route forestière, puis descendre à droite, jusqu'à un pont de bois qu'on aperçoit plus bas. Passer ce pont et remonter l'autre versant jusqu'à la route de Saint-Ouen, où l'on retrouvera sa voiture. Suivre la route en se dirigeant vers Saint-Patrice, voir l'étang de Cossé et revenir par Magny-le-Désert et la Ferté, ou par la route de Magny à Antoigny et la route forestière de Cossé, au carrefour de l'Épinette (p. 29).

LE BOIS DU MAINE, SEPT-FORGES, CHEVIERS
(Environ 32 kilomètres, aller et retour)

Passer par Couterne (p. 25), puis Haleine. Prendre à gauche la petite route de *Thubœuf* qui traverse la Mayenne. Près du pont, pittoresque moulin. A Thubœuf prendre à droite la route de Sept-Forges. Après avoir traversé un grand bois, à un carrefour, tourner à droite par un chemin qui passe devant le château du *Bois du Maine*. Avant d'entrer dans la cour, aller jusqu'à la passerelle jetée sur la rivière, pour avoir une vue pittoresque sur l'antique manoir.

Revenir, faire le tour du château.

Flanqué de deux tours, dont l'une a gardé ses mâchicoulis, le Bois du Maine présente un aspect des plus intéressants. C'est un lieu historique. Il fut occupé par les Anglais pendant la guerre de Cent ans.

Continuer la route jusqu'au bourg de *Sept-Forges*, très agréablement situé. Remarquable clocher du xvɪᵉ siècle.

A environ 2 kilomètres, le château de *Cheviers*, principale résidence des seigneurs de Sept-Forges. Son parc, traversé par la Mayenne, est un des plus beaux du pays. De Sept-Forges, prendre la route de Geneslay ; remarquer à gauche le château de Mebzon (xvᵉ siècle).

Revenir par Geneslay et la Chapelle-Moche (p. 28).

LASSAY, BOIS-FROUST, BOIS-THIBAUT
(Environ 35 kilomètres, aller et retour)
Service public automobile de Couterne à Lassay

Gagner Couterne (p. 28), traverser la voie ferrée et prendre la route d'Ambrières. On aperçoit, à gauche, le parc de la Bermondière (p. 30) ; à droite, celui de de Chantepie. Au haut d'une petite côte, laisser à gauche la route de Charchigné et continuer celle de Lassay, à droite. Voir à gauche : clocher de la Baroche-Gondoin (magnifiques pierres tombales) ; à droite, le château de la Grivelière. Longue côte dite de l'Aiguillon (belle vue sur la forêt d'Andaine, le mont Margantin, le mont des Avaloirs, le plus haut de l'ouest de la France). Un peu après le sommet de la côte, à droite, chapelle Saint-Joseph (xvɪɪᵉ siècle), puis, la route de Thubœuf, près de laquelle se trouve le tombeau de la petite émigrée, Françoise Gaudérian, exécutée le 9 mars 1794.

Lassay, ville ancienne, possède de nombreux vestiges des xvᵉ et xvɪᵉ siècles. Son magnifique château est classé parmi les monuments historiques. Il existait déjà au xɪᵉ siècle, mais fut reconstruit en 1458 par Jean de Vendôme. Il appartient actuellement à M. de Beauchesne, qui a l'amabilité de le laisser visiter. (S'adresser au gardien, en sonnant à la porte du pont-levis.) Composé de huit grosses tours, reliées par d'épaisses courtines et un corps de logis, ce château est un monument des plus intéressants. Monter dans les tours, sur les remparts, et visiter les casemates.

Voici aussi, à Lassay, les restes d'un ancien couvent de Bénédictines. Prendre, sur la route de Domfront, un chemin conduisant aux poétiques ruines de Bois-Froust. En passant, monter à une petite futaie de hêtres, pour contempler de loin le château de Lassay. Le Bois-Froust fut, au xive siècle, un élégant château entouré de délicieux jardins. Il n'en reste plus que des ruines « au milieu des arbres les plus beaux et les plus farouches du monde », a dit Victor Hugo, qui les visita en 1836.

On peut aller, de là, au Bois-Thibaut à pied, par la ferme de la Rousselette et les Loges, ou en voiture, par Lassay et la route de la Chapelle-Moche, qu'on suit pendant quelques minutes ; après une petite vallée, prendre à gauche l'ancienne avenue, maintenant chemin mal entretenu, et l'on aperçoit bientôt les si pittoresques ruines de Bois-Thibaut.

Avec leurs tours démantelées et en partie recouvertes de lierre, elles évoquent les charmantes descriptions de Walter Scott.

Revenir par Thubœuf, Couterne, ou par Tessé-Froulay (p. 30), ou par La Chapelle-Moche, à moins qu'on veuille relier cette excursion avec celle de Sept-Forges (p. 33).

<h3 style="text-align:center">LE SAUT-DE-LA-BICHE</h3>
(Environ 37 kilomètres, aller et retour)

Prendre la route de La Ferté. Au carrefour de l'Epinette, prendre à droite la route forestière de Cossé et la quitter ensuite pour la route de *La Pallu*, à droite. Arrivé à ce bourg, prendre, à côté de l'église, à gauche, le chemin de Saint-Calais-du-Désert ; puis, toujours à gauche, la route départementale de Lignières-la-Doucelle. En haut d'une petite côte, on voit à gauche la propriété de la Croix-Guillaume. Après avoir parcouru environ 500 mètres dans la forêt, prendre, à droite, à côté d'une borne kilométrique indiquant les distances de Lignières, Couptrain, etc., une allée forestière qui mène à un plateau aride rappelant certains paysages d'Espagne. Parcourir ce plateau, d'où l'on jouit d'une vue splendide sur des sites grandioses et d'une sauvage beauté.

Revenir par La Pallu, Neuilly-le-Vendin, Couterne.

<h3 style="text-align:center">LA FERRIÈRE-AUX-ÉTANGS, DOMPIERRE,
LES MINES DE FER, DIEUFIT</h3>
(Environ 42 kilomètres, aller et retour)

Passer par l'Etoile (p. 28), Champsecret, *Dompierre*. Château ayant appartenu au surintendant Fouquet. Eglise du xviie siècle.

A 4 kilomètres : *La Ferrière-aux-Etangs*, centre d'excursions.

Voir : 1° *La Chapelle Sainte-Anne*, à 500 mètres, par la route de Flers et un petit chemin qu'on prend ensuite à gauche et qui traverse des carrières. Belle vue sur Domfront.

2° *Promenade du Brûlé* et Roche du Bois, par un chemin prenant sur la route de Domfront et menant à un calvaire (vue sur vingt clochers). Un sentier mène, à 200 mètres plus loin, à la Roche-du-Bois.

3º *Les Mines de fer* : chemin partant de La Ferrière, entre la route de Domfront et celle de La Sauvagère (1 kilom. 800 environ). Se munir d'une autorisation de l'ingénieur pour visiter les mines, très intéressantes.

4º *Les Rochers du Châtellier*, à environ 4 kilomètres par chemin de piétons, passant par la chapelle Sainte-Anne et le village de Piclouvette, ou par chemin carrossable passant à Banvou et le Châtellier.

5º *La ferme modèle de Dieufit* et le signal de Charlemagne (347 mètres d'altitude). Par la route de La Sauvagère, qu'on suit pendant 1 kilomètre, puis celle de Bellou-en-Houlme à gauche, et enfin celle de La Coulonche.

Retour à Bagnoles par La Coulonche et La Sauvagère (p. 34).

DOMFRONT
(43 kilomètres, aller et retour)

Quoi qu'en ait dit Jean Barbotte :

> Domfront, ville de malheu,
> Arrivé à midi, pendu à une heu !
> S'ment point l'temps d'dinner !!!

l'excursion de Domfront est une des plus belles des environs, et, plus heureux que Jean Barbotte, on peut y prendre le temps de dîner...

Gagner l'Etoile (p. 28). Belle route en forêt. Prendre la grande route de la Ferté à Domfront. Bâtie en partie au xie siècle, Domfront fut, autrefois, par sa position, une importante place forte. « Sa situation, dit M. l'abbé Postel, est peut-être unique », et il ajoute qu'ayant vu Naples, Messine, Gênes, les Pyrénées et l'Auvergne, aucune perspective ne l'a séduit comme celle de Domfront.

Le château-fort, construit par Talvas, duc de Bellême, possédait 24 tours crénelées et un donjon de 32 mètres. Il n'en reste plus que des ruines, mais elles sont très intéressantes à visiter. On y jouit d'une vue extraordinairement étendue.

Voir les casemates.

Visiter en bas de la ville, près de la rivière la *Varenne*, la vieille église Notre-Dame-sur-l'Eau ; statues anciennes, maître-autel du xiiie siècle, fresques, tombeau du fondateur, duc de Bellême.

De Domfront, il y a bien d'intéressantes excursions à faire avant de rentrer à Bagnoles, si on a le temps :

1º *La Saucerie* (5 kilom.) par la route de Mortain : ancien manoir. Le *château de Lyonnière*, restauré par M. Roulleaux-Dugage. Le *bourg de Roullé* ; 2 kilom. 800 plus loin, la *fosse Arthour* : très pittoresque gorge où mugit un torrent, qui engloutit, dit-on, le roi Arthur, chevalier de la Table-Ronde, et sa fiancée, pour avoir désobéi au génie de la contrée.

En haut des rochers, la chambre de la Reine et la chambre du Roi, grottes difficilement accessibles.

En quittant la fosse Arthour, revenir sur ses pas jusqu'à un petit oratoire. On peut alors soit rentrer directement à Domfront, soit passer par Lonlay-l'Abbaye (église remarquable) et le château de la Challerie.

De Domfront, revenir par Juvigny-sous-Andaine et la Croix-Gauthier.

RASNES, CARROUGES, LE PETIT-JARS
(Environ 50 kilomètres, aller et retour)

Passer par la Ferté. Prendre la route d'Ecouché. Après avoir parcouru environ 4 kilomètres, tourner à droite, pour visiter Beauvain et son château de granit. Revenir à la route d'Ecouché. Après une longue montée, apparaît le château de *Rasnes*, situé au centre du bourg du même nom. Il a appartenu aux d'Argouges, de Montreuil, de Broglie, de Berghes. Son magnifique donjon date du xvᵉ siècle, ses ailes du xviiᵉ. Sur un créneau, se voit, dit on, l'empreinte du pied de la fée d'Andaine.

La légende racontée par le comte de Contades, nous dit que le seigneur de Rasnes avait épousé la charmante fée Andaine, avec laquelle il vivait parfaitement heureux. Mais la fée devait disparaître si le nom de la Mort était prononcé devant elle. Or, un jour que la jeune épouse s'attardait à sa toilette, le mari, impatient, se mit à jurer par la mort ; aussitôt, la pauvre fée dut quitter la terre et s'envola en laissant sur le donjon l'empreinte de son pied mignon que le châtelain, désesperé, ne cessa de contempler jusqu'à la fin de ses jours (1).

On dit que la fée revient parfois errer autour du château.

Remarquer les luxueuses écuries.

Visiter l'église de Rasnes. Autel contenant le corps de sainte Rosalie donné par le pape Grégoire XVI.

Passer près de la mairie et prendre la route de Carrouges. Après 3 kilomètres environ, tourner à droite, par la route de Joué-des-Bois. Belle allée d'arbres, petit lac entouré de sombres roches donnant un aspect de site étrange et sauvage. Retourner un peu en arrière et, après avoir vu le château du Champ-de-la-Pierre (xviiᵉ siècle, parc dessiné par Le Nôtre), longer à droite des bâtiments de ferme et rejoindre la route de Carrouges. Jolie vue à gauche.

Carrouges : Belle vue du haut du clocher de l'église. Descendre la route de Lignières-la-Doucelle jusqu'au château de Carrouges, un des plus beaux spécimens de l'art ancien. Superbe entrée en briques de couleurs. Donjon carré à créneaux. Immense terrasse. A l'intérieur, remarquables boiseries et lambris. Chapelle du xvᵉ siècle, où l'on voit un collier de Saint-Michel, laissé par Louis XI en 1473.

Revenir par Lignières-la-Doucelle, puis la route de La Ferté. Contourner les roches d'Orgères (p. 31), passer un petit ruisseau, prendre un chemin à gauche. Beau lac du « Fourneau de la Vie », ainsi nommé à cause des anciennes forges.

Très beau paysage.

Après une belle avenue, on arrive au château du Petit-Jars, dont l'aimable propriétaire, M. du Rozier, fait volontiers les honneurs. M. du Rozier possède une superbe meute.

Reprendre la route de Saint-Patrice-du-Désert et rentrer soit par la Ferté soit par la route forestière de Cossé et le carrefour de l'Epinette.

---

(1) Lire dans l'intéressant ouvrage du comte de Contades (bibliothèque de La Ferté) l'histoire du combat des chevaliers français et anglais, qui eut lieu à Rasnes, et se termina par la victoire des Français.

QUELQUES GRANDES EXCURSIONS

A FAIRE EN AUTOMOBILE

LES ALPES MANCELLES
(90 kilomètres environ)

Gagner *Couterne*, 5 kilomètres, *Couptrain*, 15 kilomètres, *Pré-en-Pail*, 24 kilomètres. — Prendre la route de la Pooté, qui part à gauche de l'église de Pré-en-Pail. Jusqu'à la lisière de la forêt, pendant 3 kilomètres, là route est surplombée, à gauche, par le *Mont-des-Avaloirs*, dont le signal, à 417 mètres d'altitude, est le point culminant de la région. — Traverser *la Pooté*, 34 kilomètres, et descendre à *Saint-Céneri-le-Gérei*, site pittoresque très apprécié des artistes, 39 kilomètres. L'église romane s'élève en promontoire au-dessus de la rivière : pour bien voir celle-ci, il faut contourner le monument. Dans la partie basse de Saint-Céneri, se trouvent les restes des murailles du château-fort. — Traverser la Sarthe, et gagner par la première route à droite, à 800 mètres environ, *Saint-Léonard-des-Bois*, 45 kilomètres. Ce village est dominé par deux collines : à droite, le Haut-Fourché ; à gauche, Narbonne. La vue s'étend de la forêt de Sillé-le-Guillaume au sud, jusqu'au Mont-des-Avaloirs, au nord, embrassant un splendide panorama sur la région d'Alençon. Il ne faut pas partir sans avoir visité les bords de la Sarthe, qui sont ravissants. — Le retour peut se faire par *Gesvres* (51 kilom.), puis, traversant la forêt de Pail, par *Villaines-la-Juhel* (61 kilom.), *Javron* (71 kilom.), pour rejoindre par Madré, la route de Couterne à *Méhoudin*, 80 kilom.).

LE GRAIS, PUTANGES, FALAISE, MESSEI, LA SAUVAGÈRE
(115 kilomètres environ)

Gagner *La Ferté-Macé*, 6 kilomètres, le Grais, 12 kilomètres, château *Les Yveteaux*, 21 kilomètres, château de Vauquelin des Yveteaux, précepteur de Louis XIII ; à la Fresnaye, 24 kilomètres, prendre à gauche une petite route pour passer au *Mesnil-Gondoin*, dont l'église « vivante et parlante » de M. le curé Paysan est le but d'une amusante visite. — Revenir sur ses pas vers *Putanges*, 36 kilomètres, et y voir le château et les jolies cascades de l'Orne. — Une belle route nous mène ensuite à *Falaise*, 53 kilomètres. Le château, construit par Richard, père de Robert-le-Diable, vit naître Guillaume-le-Conquérant, en 1027 ; sa masse imposante domine la vallée de l'Ante ; le donjon (carré) est du xie siècle, la tour Talbot (ronde) du xve. Eglise romane Saint-Gervais, et église de la Trinité, ogivale, avec un beau porche renaissance. — En quittant Falaise, prendre la belle route de Condé-sur-Noireau, et bifurquer au dixième kilomètre à gauche, par une route pittoresque, pour arriver à *Messei*, 88 kilom. — Rentrer par *la Ferrière* (p. 34), *la Sauvagère* (p. 31), *Saint-Michel-des-Andaines*, 109 kilomètres, (p. 26).

CHATEAU D'O, MÉDAVY, LES HARAS DU PIN
(120 kilomètres environ)

Aller par *La Ferté-Macé*, *Rânes*, 20 kilomètres (p. 36), Boucé, *Francheville*, 32 kilomètres, sur la Cance, camp romain. — *Montmerrei*, 40 kilomètres, château de Blanchelande et vaste camp romain. — A trois kilomètres, prendre à droite la route de *Mortrée*, 43 kilomètres, puis tourner à gauche, pour arriver, à un kilomètre, au *château d'O;* fondation d'Isabeau de Bavière, œuvre en majeure partie de l'époque de François Ier, ce château remarquable baigne dans la Thouanne. — *Médavy*, 48 kilomètres, ruines. — *Almenèches*, ruines des châteaux de Martel, des Pantouillères, église renaissance intéressante. — Par la route qui passe à *la Cochère*, gagner le *Haras du Pin*, 56 kilomètres, école de dressage et d'élevage, dépôt d'étalons de superbe race. — Le retour se fera par *Argentan*, 71 kilomètres (p. 39), la route de Briouze jusqu'à Fromentel, village à vingt kilomètres d'Argentan, où l'on tournera à gauche au sortir de l'agglomération, pour rejoindre Bagnoles par *Lonlai-le-Tesson*, 104 kilomètres, et *La Ferté-Macé*, 112 kilomètres.

<h2 style="text-align:center">ALENÇON, SÉEZ, ARGENTAN</h2>
(135 kilomètres environ)

De Bagnoles à Couterne, 6 kilomètres, puis, par Couptrain, Pré-en-Pail à *Alençon*, 48 kilomètres, chef-lieu du département de l'Orne, au confluent de a Sarthe et de la Briante ; on peut y remarquer l'église Notre-Dame, du xve siècle, en style flamboyant, avec des verrières fort riches du xvie ; plus loin, sur la place d'Armes, se trouvent l'Hôtel-de-ville, le Palais de Justice, et la prison, restes de l'ancien château (xive et xve). — D'Alençon à Séez, la route laisse sur la gauche la belle forêt d'Ecouves. *Séez*, 69 kilomètres, siège de l'évêché du département, où l'on peut voir la cathédrale avec ses bas-reliefs remarquables, et ses flèches ajourées de 70 mètres de hauteur. Anciens remparts. — Par *Mortrée*, on se rend à *Argentan*, 92 kilomètres : y voir le vieux château affecté au Palais de Justice, l'église Saint-Martin, xive siècle, et l'église Saint-Germain, de style ogival et renaissance, dont les deux tours se trouvent l'une sur le porche, l'autre sur la croix du transept. — Par *Ecouché*, église renaissance, rétable de la chapelle de l'hôpital, et *Rânes* (p. 36), on rejoint *La Ferté-Macé*, 128 kilomètres, et Bagnoles-Tessé-la-Madeleine.

<h2 style="text-align:center">BRIOUZE, FLERS, TINCHEBRAY, SOURDEVAL
MORTAIN, DOMFRONT</h2>
(140 kilomètres environ)

Gagner *Briouze*, 19 kilomètres, par Lonlai-le-Tesson ; prendre la route de *Flers*, 39 kilomètres, ville industrielle ; le château est propriété de la ville, il sert de mairie et contient le musée et la bibliothèque. Ce château, du xve siècle, avec tours crénelées, fut utilisé comme forteresse par les chefs royalistes pendant la Révolution ; église Saint-Jean-Baptiste, moderne, en style roman. — De Flers à Tinchebray, route sinueuse et accidentée. — *Tinchebray*, 53 kilomètres, vestiges d'une forteresse du xe siècle; chocolaterie. — Entre Tinchebray et Sourdeval, on passe sur la crête des collines de Normandie à Menil-Ciboult, à 304 mètres d'altitude, *Sourdeval*, 69 kilomètres, sur la Sée, ville industrielle, contrée d'élevage de chevaux. Rejoindre, par une route très accidentée, *Mortain*, 80 kilomètres, puis, par *Barenton*, *Domfront* (p. 35), 107 kilomètres, la Chapelle-Moche et la Croix Gauthier, rentrer à Bagnoles.

AMBRIÈRES, MAYENNE, ERNÉE, FOUGÈRES
SAINT-HILAIRE DU-HARCOUET, LE TILLEUL, DOMFRONT
(180 kilomètres environ)

Prendre la route de *Couterne*, 6 kilomètres, puis celle de Mayenne, en passant par *Lassay* (p. 33), et *Ambrières*, 29 kilomètres, ruines d'un vieux château. — *Mayenne*, 42 kilomètres, églises Notre-Dame, xiie siècle, Saint-Martin, xiie siècle. — La route à prendre traverse ensuite une extrémité de la forêt de Mayenne, passe à *Ernée*, 75 kilomètres, bourgade dominée par le château de Parard. — *Fougères*, 98 kilomètres, a conservé en grande partie ses fortifications du xve siècle. Le château, du xiie, est une des plus belles ruines féodales de Bretagne ; le donjon fut rasé en 1630, mais il existe encore les treize tours, dont la porte Saint-Sulpice et la tour Mélusine. — Sortir de Fougères par la route de Mortain, qui traverse la forêt où l'on voit le cordon des druides, alignement de 80 menhirs. — Arrivé à *Saint-Hilaire-du-Harcouët*, 126 kilomètres, prendre à droite la route qui, par *Le Teilleul*, rejoint Domfront, 163 kilomètres.

ARGENTAN, FALAISE, CAEN, VIRE, TINCHEBRAY, DOMFRONT
(200 kilomètres environ)

Par La Ferté-Macé et Rânes, rejoindre à *Argentan* (p. 38), 36 kilomètres, la grande route d'Alençon à Caen. Cette route, comportant de grandes lignes droites, passe par *Falaise* (p. 37), 56 kilomètres. — *Caen*, 86 kilomètres, chef-lieu du département du Calvados, port industriel et manufacturier. Les monuments principaux sont l'Abbaye aux hommes et l'Abbaye aux dames, créés à la fin du xie siècle, par Guillaume, duc de Normandie ; l'église Saint-Pierre, de style ogival, le château, et quelques vieilles demeures. — Au retour prendre la route de Vire, très droite jusqu'au *Villers*, 110 kilomètres, elle devient ensuite assez accidentée, dans un pays appelé le Bocage Normand, jusqu'à *Vire*, 146 kilomètres. — Cette sous-préfecture est intéressante par tous ses vieux monuments : église Notre-Dame, xive siècle, ruines du château-fort, vieilles maisons de la rue des Teintures, tour de l'Horloge. La ville est encerclée, au sud et à l'est, par la rivière la Vire. Sortir de Vire par la route de Tinchébray, 162 kilomètres (p. 38) d'où l'on regagnera Bagnoles, soit par *Domfront*, soit par *Flers* et *la Sauvagère*.

LE MONT SAINT-MICHEL
(200 kilomètres environ)

Aller par *Domfront*, *Barenton*, dolmen de la Roche, à 2 kilomètres au nord de la gare, *Mortain*, situation pittoresque ; à voir : l'église Saint-Evroult, avec ses stalles sculptées ; au presbytère, un curieux reliquaire du xie siècle ; la porte monumentale (1669) du petit séminaire ; l'abbaye blanche, le neufbourg, le pont du diable, les cascades du Cançon, la chapelle Saint-Michel. — Poursuivre par *Saint-Barthélemy* et *Avranches* : remarquer ici les beaux vitraux de Notre-Dame-des-Champs, le jardin des plantes, l'ancien couvent des Capucins. — Sortir d'Avranches par la rue de la Constitution et la route de *Pontaubault* ; *Pontorson*, le Mont Saint-Michel. — Consulter les guides spéciaux pour la visite du Mont. — Retour par Pontaubault, Ducey, Saint-Hilaire-du-Harcouët, Le Teilleul, Domfront (p. 35).

COMMENT VENIR A BAGNOLES

Billets d'eaux thermales (*supprimés pendant la guerre*)
(*du jeudi précédant la fête des Rameaux jusqu'au 31 octobre*)

Toutes les gares du réseau de l'Etat, distantes de plus de 30 kilomètres de Bagnoles, délivrent pour cette gare des billets individuels dits d' « eaux thermales », valables, suivant la distance, de 3, 4, 25 et 33 jours, et pouvant comporter jusqu'à 40 °/₀ de réduction.

Toutes les gares des réseaux de l'*Est* et du *Nord* délivrent aussi, pendant la saison d'été, des billets individuels d' « eaux thermales », pouvant compter, suivant la distance, jusqu'à 40 °/₀ de réduction. Leur validité est de 33 jours, quand la distance dépasse 250 kilomètres.

La Compagnie *P.-L.-M.* accorde les mêmes avantages, mais seulement pour les billets de famille (4 personnes au moins).

De Paris, bien qu'il y ait des départs des gares Montparnasse et Saint-Lazare, il est préférable, pour avoir des trains rapides avec wagon restaurant et voitures directes pour Bagnoles, de prendre le train à la gare des Invalides.

LOGEMENTS

En arrivant à la gare, si l'on a déjà, par correspondance, fait choix d'un logement, prendre soit l'omnibus des pensions et villas, soit l'omnibus de l'hôtel que l'on a choisi. Si le logement n'est pas arrêté d'avance, on pourra aussi, en arrivant à la gare, mettre d'abord ses bagages en consigne. Il sera ensuite plus facile, surtout à l'aide d'une voiture, de visiter soi-même les villas ou les hôtels et même de prendre les conseils de son médecin.

VILLAS

Si l'on veut choisir sa villa, il est prudent, surtout pour les mois de juillet et d'août, de s'occuper de la location dès avril ou mai. Il suffit d'écrire aux agences de location, qui envoient les prix et descriptions de villas selon le nombre de chambres que l'on désire. Somptueuses ou modestes, presque toutes sont neuves, avec mobilier hygiénique et confortable, sinon luxueux, et entourées de jardins. La plupart sont munies de linge et l'on n'a que l'argenterie à apporter. Leur prix varie de 150 à 1.200 francs par mois, selon la grandeur, l'élégance et le mois choisi. Réductions pour toute la saison.

Les locations partent, en général, du 1ᵉʳ de chaque mois. Quelquefois, on trouve à louer à partir du 15.

RÉSEAU DE L'ÉTAT : Prix de quelques billets d'eaux thermales (Aller et retour)

Pendant la durée de la guerre, suppression des billets d'eaux thermales et augmentation de 25 °/₀ sur le tarif ordinaire excepté pour les militaires. Augmentation du prix des repas au wagon restaurant.

GARES DE DÉPART	DISTANCE	ITINÉRAIRE	1ʳᵉ Classe	2ᵉ Classe	3ᵉ Classe	DURÉE DE VALIDITÉ	OBSERVATIONS
PARIS (1).....	248 km.	Versailles-Dreux-Laigle-Argentan-Briouze (embᵗ)	38,90 / 36 »	26,35 / 24 »	* / *	25 jours / 4 —	Faculté de prolongation d'une période de 10 jours, moyennant le paiement d'un supplément de 5 °/₀.
ROUEN........	212 —	Rouen-Orléans-Bernay-Stᵉ-Gauburge-Briouze.	35,85	24,15	*	25 —	
RENNES.......	171 —	La Chapelle-Anthen. Domfront-Couterne	30,65	20,70	*	25 —	Faculté de prolongation de 2 périodes de 30 jours, moyennant le paiement d'un supplément de 10 °/₀ pour chaque période.
NANTES.......	293 —	Le Mans-Alençon.	39,75	26,85	17,55	33 —	
LE MANS......	109 —	Alençon-Couterne.	14,65	9,90	6,40	33 —	

* Au départ de ces gares, les billets d'eaux thermales ne comportent pas de 3ᵉ classe. Celles-ci paient le tarif ordinaire. De Paris, 3ᵉ classe : aller, 12 fr. 20 ; aller et retour (5 jours), 19 fr. 55.

(1) Gare des Invalides : 4 trains express par jour, dont 2 n'existent qu'à certaines dates. Ceux qui ne changent pas sont ceux de 8 h. 10 du matin et 5 h. 15 du soir environ. (Consulter l'horaire de la Compagnie en cas de changement.)

Trains rapides supplémentaires les samedis et veilles de fêtes. Durée du trajet : 5 heures. Du 15 mai au 30 septembre voitures directes pour Bagnoles. En dehors de la saison, changement de train à Briouze.

Wagon restaurant. — Déjeuner, 2 fr. 25 et 3 fr. 50 ; dîner, 3 fr. 50 et 5 francs, vin non compris ; n'existe pas toujours en dehors de la saison. Il est quelquefois bon de retenir sa place à l'avance, notamment le matin, où il vaut mieux prendre le premier service à Laigle.

APPROVISIONNEMENTS

Dès l'arrivée d'un locataire dans une villa, tous les fournisseurs : boulanger, boucher, épicier, laitier, charbonnier, etc.; viennent faire leurs offres de service et apportent immédiatement les commandes.

Chaque matin, ces fournisseurs continuent d'ailleurs à faire de même.

Néanmoins, pour de nombreuses familles et de gros approvisionnements, nous donnons les jours des principaux marchés des environs :

> Lundi : Couterne.
> Mardi : Juvigny.
> Jeudi : La Ferté-Macé.
> Vendredi : La Chapelle-Moche.
> Samedi : Domfront.

Le lait, le beurre, la crème, les œufs, sont d'une exquise fraîcheur.
La viande, les volailles sont d'excellente qualité.
On mange bien en pays normand.

HOTELS, CHAMBRES MEUBLÉES

Pour les chambres d'hôtel ou de pensions de famille, surtout pour juillet et août, il est aussi très prudent de les retenir à l'avance.

Quant aux chambres meublées qu'on trouve chez l'habitant, il faut savoir que quelques-unes offrent de grandes facilités pour le petit déjeuner du matin et la confection du repas du soir; ce qui peut être très pratique pour des personnes dînant peu ou suivant un régime sévère.

Prix des hôtels et pensions : 8 à 30 francs par jour selon l'hôtel, la chambre, le mois. Ces prix comprennent, en général : 3 repas avec cidre ou vin, service, éclairage, voiture pour les bains.

LISTE (1) DES HOTELS DANS LES DEUX PARTIES DE LA STATION :

TESSÉ-LA-MADELEINE   **BAGNOLES-DE-L'ORNE**

Grands Hôtels

Carlton Hôtel   Grand Hôtel.
(*en construction*).   Hôtel de l'Etablissement thermal.

Hôtels

de la Madeleine.   Christol.
Nouvel Hôtel de Tessé.   Moderne.
                               de Normandie.
                               de Paris.
                               du petit Bagnoles.
                               de la Terrasse.
                               Vidcocq.

(1) Par lettre alphabétique.

TESSÉ-LA-MADELEINE   BAGNOLES-DE-L'ORNE

Pensions de Famille

Bel-Air.   Beaumont.
Bon-Samaritain (1).   Beau-Site.
Les Buards.   Carmen.
Cordier.   Les Camélias.
Désiré.   Le Castel.
Javin.   Les Cyclamens.
Leroyer-Durand.   L'Hippodrome.
Mazuel.   Pasquier.
Pavillon français.   Saint-François.
Sans-Souci.

Pension Pergault-Croisé (St-Michel-des-Andaines).

CHAMBRES MEUBLÉES DE 3 A 5 FRANCS

Béhier (boulangerie).   Besnard.
Bigot (voiturier).   Chevalier.
Esnault (café-restaurant).   Les Chèvrefeuilles.
Gérard (confiseur).   Gayot (pâtisserie).
Julien (pharmacie).   Lebossé (boulangerie).
Lacouture (boucherie).   Martens.
Mitaine (café-restaurant).   Villa Lucien.
Pottier (étoffes, chaussures).   Radigue.
Ramon (coiffeur).
Roussel.
Sonnet (Vve) (épicerie).

SERVICES RELIGIEUX

Eglise de Tessé-la-Madeleine : Tous les jours, messes à 6 h. 1/2 et à 7 heures. Dimanches et fêtes : 7 heures, 8 heures et grand messe à 10 heures ; vêpres et salut à 3 heures.

Eglise du Sacré-Cœur, à Bagnoles : Tous les jours, messes à 6 h. 1/2 ; salut à 3 heures. Mercredis et vendredis, dimanches et fêtes : 6 h. 1/2 et 9 h. 1/2 ; vêpres à 3 heures.

Chapelle de l'Etablissement thermal : Tous les jours, messe à 7 heures. Dimanches et fêtes : 7 heures et 10 h. 1/2 ; vêpres et salut le soir.

Chapelle Saint-François : Messe pour les pensionnaires de la villa Saint-François.

Culte protestant : Service religieux à l'hôtel des Thermes, le dimanche, à 3 h. 1/2.

Nombreux pèlerinages : à Saint-Ortaire, Notre-Dame-de-Lignou, Saint-Antoine, Notre-Dame-de-Pitié, etc.

Pendant la saison thermale, de distingués artistes prêtent leur gracieux concours aux services religieux.

(1) Œuvre de bienfaisance pour personnes peu fortunées.

VOITURES

Tarif non réglementé. Faire son prix.

Prix approximatif : Course dans la station, 1 fr. 50 à 2 francs ; heure, 3 francs.

Service des bains aller et retour : 1 fr. 50 à 2 francs.

Par omnibus, course 0 fr. 50 à 1 franc.

Automobiles : prix légèrement supérieurs.

Un service spécial d'automobile doit être organisé pour les excursions en commun.

POSTE, TÉLÉGRAPHE, TÉLÉPHONE

Bureau principal à Tessé-la-Madeleine, ouvert, pendant la saison thermale, de 7 heures du matin à 7 heures du soir, et les dimanches et fêtes, de 7 heures du matin à 10 heures.

Recette auxiliaire près du Grand-Hôtel. Ouverte de 7 heures à midi et de 2 à 7 heures. Ne paie les mandats que jusqu'à 300 francs et ne reçoit pas de chargements avec valeur déclarée.

Le bureau principal de Tessé-la-Madeleine paie tout mandat, reçoit les chargements avec valeur déclarée et, de plus, fait les opérations de Caisse d'épargne.

Distribution des lettres : matin, 7 heures ; soir, 3 heures et 6 heures.

Trois courriers par jour pour Paris, partant du bureau de Tessé-la-Madeleine : le matin à 9 heures ; le soir, à 4 et à 8 heures.

Cabine téléphonique publique aux deux bureaux.

Prix des communications téléphoniques avec Paris : 0 fr. 75 par 3 minutes.

DISTRACTIONS

Le *Casino*, nouvellement reconstruit. Concert tous les jours, avec d'excellents artistes.

Représentations théâtrales. Café. Five o'clock.

Salles de jeux. Cercle des étrangers.

— Souvent des soirées sont organisées dans les principaux hôtels, avec le concours d'artistes de passage.

Five o'clock dans plusieurs établissements, quelquefois avec musique ; Roc-au-chien et les Buards (site ravissant), Manoir du Lys (une automobile y conduit toutes les heures) ; pâtisseries Gayot, Mary et la plupart des hôtels.

Une laiterie modèle, où l'on pourra prendre le lait à la tasse, doit être installée à la ferme de Lauberdière, à l'extrémité du boulevard de la Madeleine à Tessé.

Bibliothèque du Dr Vaucher à la Mairie de Tessé-la-Madeleine.

Tennis : au Grand-Hôtel (pour les clients de l'hôtel) ; à l'Établissement thermal, 2 francs l'heure. (S'adresser, pour la location, les balles et les raquettes, et pour trouver aussi des partenaires, à la vendeuse d'eau de la source des Fées, allée du Dante.) Au Manoir du Lys, à la pension Cordier, à l'hôtel de la Madeleine.

Exercices de natation (leçons) à la *piscine*.

Pêche dans le parc (s'adresser à l'Etablissement thermal) et dans les rivières, la Vée, la Mayenne, la Gourbe, très poissonneuses (truites, anguilles, écrevisses, etc.).

Chasse (se renseigner pour les chasses libres).

Courses sur le bel hippodrome de la station (15 et 16 août) et dans les environs : Mortagne, Carentan, Nonant-le-Pin, Couterne, Ecouché, Alençon, Argentan.

Fêtes patronales. — Juillet : Tessé-la-Madeleine, Couterne, Chapelle-Moche, etc.

Août : Tinchebray, Juvigny, La Brochardière.

Septembre : Perrou, La Ferté, Grais.

Nombreux comices agricoles permettant d'apprécier l'élevage normand.

En septembre les amateurs de champignons feront une abondante récolte de cèpes, chanterelles, mousserons et autres espèces appréciées des connaisseurs.

Mais les plus salutaires des distractions sont certainement les nombreuses promenades et excursions que l'on peut faire à Bagnoles même et dans ses environs, particulièrement dans les parcs et les forêts qui l'entourent. Celles-ci sont sillonnées de larges routes bien entretenues, qui permettent même aux automobilistes de les parcourir dans tous les sens. Mais les promeneurs apprécieront surtout les vertes allées. Et, pendant que les enfants rechercheront les baies de myrtilles, dont ils sont si friands, les neurasthéniques, les convalescents, les surmenés feront une délicieuse cure d'air et de repos à l'ombre des hautes futaies, dans une atmosphère imprégnée de lumière et tonifiée par l'ozone et les senteurs sylvestres.

PRIX DES BAINS, DOUCHES, ETC.

Bains

Bain (linge compris)	5	»
» » » (à partir de 10 heures)	4	»
Bain avec cabine réservée	7	»
Bain avec douche	7	»
» » » (à partir de 10 heures)	6	»
Bain avec bain de siège	7	»
Bain de siège à eau courante	5	»
Bain de piscine	2	»
Inhalation, Pulvérisation	2	50
Cabine de repos, l'heure	5	»

Hydrothérapie

Douche écossaise	4	»
Douche froide	2	50

Accessoires et linge supplémentaire

Boc	1 »
Costume.	0 50
Son	1 »
Fond de bain	0 50
Peignoir.	0 50
Peignoir éponge	0 75
Serviette	0 20

Eaux thermales

S'adresser à l'Etablissement même ou au siège social, 78, rue de
Provence, Paris.

La bouteille	0 90
En gare de Bagnoles, la bouteille { en caisse de 25 bouteilles . .	0 80
— 50 — . .	0 75
en bonbonne	0 40
Prise à la source, la bouteille capsulée et étiquetée.	0 65
Par verre pris à la buvette	0 10
Abonnement à la buvette pour un mois	5 »

*Les baigneurs logés à l'Hôtel des Thermes (situé dans l'Etablissement)
reçoivent* **gratuitement** *un abonnement à la buvette des Eaux thermales,
valable pour une saison de 25 jours.*

SAISON DU 1er MAI AU 1er OCTOBRE

TABLE DES MATIÈRES

QUELQUES GRANDES EXCURSIONS A FAIRE EN AUTOMOBILE

RENSEIGNEMENTS PRATIQUES

9 782329 042954